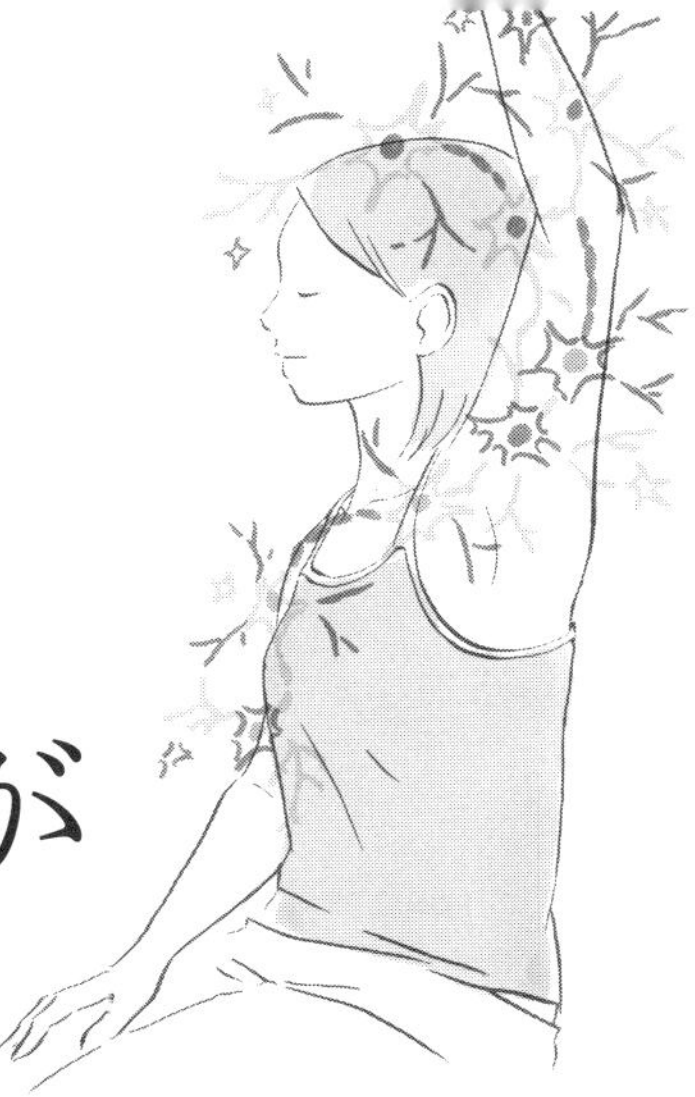

動きが脳を変える

活力と変化を生みだす
ニューロ・ムーブメント

アナット・バニエル —— 著
瀬戸典子・伊藤夏子 —— 訳

太郎次郎社エディタス

本書の初版以来、私は「ニューロ・ムーブメント」という言葉を提唱しています。それは、アナット・バニエル・メソッドを表すための言葉というだけではなく、成人してからも、より健康に、賢く、力強く、幸せに過ごし、生産的で長生きができるように人生を向上させていくという思いがこめられています。

三十年前にこの取り組みを始めてから、毎日のように生徒が変化し、人生が改善されていくのを見てきました。それは脳の変化だとわかっていましたが、当初、そのことを裏づける科学的な文献はほとんどありませんでした。当時の科学は、私たちの活力と学習能力が二十代の初めにピークを迎えると想定していました。その後は下っていくばかりで、私たちにはなす術がないと思われていました。人間の脳は最初の数年間を過ぎると成長を止め、それからは悪くなると考えられていたのです。

しかし、近年、脳の可塑性（神経可塑性）に関する研究成果がつぎつぎと発表され、私が生徒とのレッスンをとおして観察してきたことを検証してくれています。私たちの脳は生涯をとおして進化し、変化を続けるのです。このことは細胞レベルでも、皮質の地図の再編成《リマッピング》においても、実証されています。つまり、新しい神経の回路が成長するということです。
脳の可塑性研究の先駆者であるカリフォルニア大学サンフランシスコ校名誉教授のマイケル・マーゼニック博士は、私の二冊目の著書『限界を超える子どもたち』（小社刊）に、つぎのような序文を寄せてくださいました。

私は長年、「再構築する脳」の力を子どもや大人に役立てる方法を解明したいと、科学の分野で取り組んできました。数十年の研究を経て、私たち科学者は神経科学の観点から脳の可塑性を支配する「法則」を明らかにしました。そして、よりよい変化をもたらすためには脳をどのように働かせるのがよいかがわかってきました。
驚くべきことに、同じ時期、アナット・バニエルはまったく異なる方法で、ほぼ同じ法則を導きだしました。彼女はこの法則を実践的なわかりやすい言葉で説明してくれています。それは、あなたの生活を豊かにしてくれるものです。

私は生徒との取り組みにおいて、人間の脳のクリエイティブな力が開花するのを日々見てきました。トラウマを抱える人が信頼感をとりもどすとき、アスリートが自己ベストを追求するとき、神経に重い課題を抱える子どもが心身をうまく使うようになるとき、年齢を問わず、人が身体・精神・感情の強さとしなやかさを獲得するとき、脳の可塑性の奇跡をとおして活力が生まれることを見てきました。変化し修復するという脳がもつ先天的な力は、意図的に機能させることができるのです。最近の神経可塑性の研究は、脳が成長しつづけ、一生をとおして変化し発展することを明確に示しています。

本書が提唱するメソッド――ニューロ・ムーブメントと「9つの大事なこと《エッセンス》」――は、私の臨床心理の経験、科学とダンスへの情熱、モーシェ・フェルデンクライス博士（物理学者であり、心身統合に関する先駆者）との取り組み、そして、約三十年間の何千人もの人たちとの実践から生まれました。レッスンにあたったのは、生後五日目の赤ちゃんから九十代の高齢者まで、プロのアスリート、実業家、科学者、音楽家、日常のストレスや痛みに憔悴している人、人生をもっと自由に満喫したいと願う人など、さまざまです。

当初、私を訪ねてきた人の多くは、医師やセラピスト、教師などから、「なす術がない」と言われていました。それは、専門家からいまある限界を受け入れて生きていきなさいと言われるようなものです。しかし、私には、彼らの脳とコミュニケーションをとる方法を見つけ、脳がふたたび成長し、創造し、新しい解決方法を生みだすことができれば、その可能性は無限で驚くべきものになるはずだと思えました。

生徒たちがレッスンを受けるたびに活力を高めていったことは、私の予想を超えるものでした。個人レッスンやワークショップ、指導者養成講座の参加者が、身体も心も感情も、限界を超えてどんどん強く自由になり、エネルギッシュになり、考え方は明晰でクリエイティブになっていくのです。その変化は私にとってこのうえない喜びとなっています。

生徒たちに一貫した結果が出ることを経験し、私は肝心かなめの要素を定義してみました。それが「9つの大事なこと《エッセンス》」です。私たちの脳を目覚めさせ、限界を超えさせ、身体と心にしなやかさをもたらし、強さと知性を高め、人とうまくかかわれるようになるための方法です。

だれもがこの恩恵にあずかることができます。

本書では、「9つの大事なこと《エッセンス》」を日常生活に簡単にとりいれる方法をお伝えします。これは、すべきことや、してはいけないことのリストではありません。「9つの大事なこと《エッセンス》」は、何をしているときにも脳をよりよく働かせて活力を得るための条件であり、把握しやすく、一度学ぶとはっきりとわかるものです。読み進めながら実践をすると、すぐに変化を実感しはじめるでしょう。章末にはセルフチェックのページを設けました。

人生には避けられないストレスや困難がつきもので、だれしも活力を失うことはあります。もし、行きづまったり、気分がふさいだり、人生の何かをあきらめたり、希望を失ったり、あるいは、ケガや不調を抱えているなら、脳はその状態からぬけだすための支援を必要としています。本書はあなたにとって、何が可能かを発見する手がかりになります。もちろん、問題を抱えていなくても効果を実感できるものです。

脳が高いレベルで機能的に働くようになると、明るく希望に満ちたエネルギッシュな生をつかめます。ニューロ・ムーブメントと「9つの大事なこと《エッセンス》」を、ぜひ実践してください。人生が豊かで興味深いものとなり、活力と喜びをきっと味わえると信じています。

アナット・バニエル

動きが脳を変える　目次

5《エッセンス》

ゆっくりの力を知る——脳の注意をひく

＊プライバシーに配慮し、本書に登場するクライアントの名前は仮名としています。

プロローグ

Vitality and Youthfulness

活力と若々しさ

若返るために、年をとりすぎたなんてことはない。

——メイ・ウェスト

シカゴでニューロ・ムーブメントのレッスンを指導した帰り、機内でふと私はあることに思いあたりました。レッスンの参加者は、状態がよくなると活力を解き放つのです。肌つやもよく、目を輝かせ、のびやかに立つ彼らは、穏やかさと注意力をもちあわせています。その動きは優雅で自信に満ちています。さらに、思考が明晰になり、自分を的確に表現するようになります。晴ればれとした表情で、私のジョークにもよく笑い、内面の美しさがあらゆる所作に表れます。

脳梗塞から回復しつつある六十代の会社重役、難産を経験した三十代の母親、ゴルフの上達を願う四十代のビジネスマン、大学での成績を伸ばしたいと願う健康そのものの学生……。私は、さまざまな人たちにレッスンをしてきました。世界を舞台に活躍するスポーツ選手や音楽家、舞踏家も、パフォーマンスを向上させるためにやってきます。また、発達に問題を抱える子どもたちとの取り組みは、大人が活力をとりもどすために必要なことが何かを教えてくれました。［発達に問題を抱えた子どもとの取り組みについては『限界を超える子どもたち』に詳しい——訳注］

これまで数千人の人たちに、身体、認知、感情、あるいは遺伝にまつわる限界を超える手助けをしてきましたが、どんな人でも、動機がなんであれ、ニューロ・ムーブメントの扉を開けた人に共通するのは、活力を輝かせるということです。

同じパターンをくり返すと……

たとえ短い期間であったにせよ、活力に満ちていたときのことは忘れられないものです。恋に落ちてエネルギーに満ちあふれていたとき。夢だった仕事につき、クリエイティブな発想が弾けたとき。スポーツで自己ベストを更新したとき。なかでも、勢いよく学び、脳がたえず新しい情報を生み、新しい可能性を創りだす子ども時代は、活力に満ち満ちています。

生まれて間もないころの自分を思い浮かべてください。母親の腕のなかで、スキンシップや音や光、動きに快・不快を感じて反応しますが、自発的な動きといえるようなものはまだありません。その後の数年間、あなたは心身ともに周囲の人に支えられながら、急激な成長をとげます。エネルギー、好奇心、創造力が弾け、活力に満ちてワクワクする経験を重ねます。このころにあなたが味わった活力は、脳が一秒間に百八十万もの新しい回路をつなぐことからもたらされました。新しい回路のパターンが、動き・感覚・思考・行動の新しい可能性を生みます。毎日が発見の連続で、つぎつぎと新しい能力を得て気分爽快だったと思います。そのころと、活力が減退しているいまとは、何が違うのでしょうか。

ある程度の発達をとげると、たいていの人は惰性運転に入ります。可能性を生みだすために必要なものを供給することをやめてしまうと、脳は新しい回路をつなぐスピードを落とすか、回路をつなぐこと自体をやめてしまいます。その結果、脳は同じパターンをくり返し、生活は習慣的になり、動き方・感じ方・考え方が鈍くなっていきます。もちろん、毎朝新しいレールを敷くわけにはいきません。頼りにできる習慣や決まりごとがなければ、日常生活を営むことはできないのですが、結果的に同じ環の中を自動操縦モードで走っているような状態に陥ってしまいます。

活力は意識的にとりもどせる

しかし、じつは私たちには、日常に埋没しない性質が備わっています。新しい情報を生みだすとき、脳は活性化します。これこそが生を実感し、活力に満ちて熱く生きるために必要なことです。

創造し、活性化するために必要なものを脳に供給することをしなくなったとき、人は無気力になり、しなやかさを失ってしまいます。人は苦痛を経験すると、周囲に反応しなくなっていきます。そのような経験が重なると、新しい情報を邪魔に思い、脅威とさえ感じるようになります。心身ともに鈍くなり、新しいものや異なるものを受けつけなくなっていきます。しかし、そのような状態に陥っても、活力は意識的にとりもどすことができるのです。

私たちの脳には、新しい考え方や動き方を発見し、つくりだす力が備わっています。脳は何かを識別するとき、活性化します。これは、脳がより細かい違いをわかり、より洗練された選択をし、新しいパターンをつくり、あらゆることにおいて、快適さ、強さ、複雑さ、そしてより高度な能力を発揮するようになるということです。

「ニューロ・ムーブメント」と「9つの大事なこと《エッセンス》」を通じて、脳を活性化させるために何が必要かをお伝えします。シンプルな身体の動きのレッスンと、思考と行動のレッスンによって活力を目覚めさせましょう。

ニューロ・ムーブメント

変化への助走

1　うまくいったときのことを思い出す

困難な状況のもとで、もがき苦しみ、望みをかなえるのは無理だと思ったとき、「たいていのことは試してみたけど、どれもダメだった」と感じたことはないでしょうか。このとき、「すべてを試した」わけでないのは明らかで、自分の限られた知識のなかでの限界を信じこんだということです。新しい解決方法や可能性は、あなたがまだ知らないことのなかに潜んでいます。

行きづまりを感じたとき、新しい知見によって解決策が生まれ、うまくいったことを思い出してください。人間関係、仕事、健康、性の問題、余暇の過ごし方など、なんでもかまいません。その体験を忘れないでください。

まだ知らないことのなかに、何かがあります。いまある知識で自分の限界を決める必要はありません。不可能だと思うことを可能だと信じる勇気をもつことです。

2　不可能が可能になったリストを作成する

一度は不可能だと思ったことが、新しい知識によって可能となった経験をリストに書きだし、毎日、リストを更新してください。身体・感情・精神について、人間関係・信仰・仕事・金銭・余暇など、最近のことでも、はるか昔のことでもかまいません。「新しい知識によって不可能だと思っていた壁を突破できる」ということがはっきりわかるまで、リスト作りを続けてみましょう。

この消耗から脱したい

いっしょにレッスンに取り組んだ生徒たちの顔が思い浮かびます。思いこんでいた限界を超え、夢を実現した人たちです。なかでも、マディソンは印象深い生徒でした。彼女は、痛みを抱えて私のところに来ました。

マディソンが教室に入ってきたとき、自信に満ちたビジネスウーマンに見える彼女に、だれもが注目しました。髪はブルネット。長身でスタイルがよく、ファッションセンスも抜群です。若々しく、四十二歳にはとても見えません。彼女は、自身が経営するコンサルティング会社の社長で、弁護士の夫とサンフランシスコに暮らしていました。

マディソンが参加したワークショップでは、最初に参加者に円陣を組んで座ってもらい、自己紹介と達成したいことを語ってもらいました。その日の顔ぶれは、音楽家・教員・心理療法士・外科医・主婦・定年後の男女・学生などで、それぞれが問題を抱えていました。うつに苦しむ元医師もいれば、パニック障害の不安を抱える若い父親もいました。

マディソンは、「死の淵をさまよっているような感じです」と自己紹介をしました。彼女は、自分の身に起きていることを上手に隠しているので、継続的な痛みに苦しんでいるとはだれも気づきません。かつてのマディソンは、世界中のエネルギーをもちあわせたような女性で、人生の歯車が狂うなどとは考えたこともなかったといいます。ところが、七年前に設立したコンサルティング会社を、とうとうアシスタントに任せるよりほかなくなりました。彼女は、痛みにエネルギーを奪われつづけていたのです。

深呼吸し、マディソンは語りはじめました。――二年前に帰宅しようと霧の中を車で走行中、前方の車がコントロールを失いました。急ブレーキを踏んだので、衝突を避けることはできたものの、その直後に配送トラックに追突されました。そのとき、身体がひどく揺さぶられるのを感じましたが、助かると思いました。警察が呼んだ救急車で病院に運ばれましたが、骨折も外傷もなく、問題ないだろうということで、その晩のうちに帰されました。

翌朝、首と背中の痛みで目が覚めました。再検査の結果、典型的なむち打ちとわかりました。理学療法士のもとに送られ、身体のこわばりはとれましたが、痛みはとれません。しだいに仕事にいくエネルギーを失い、ベッドから抜けだすことさえままならなくなったのです。検査で明確な結論が出ないとわかると、ヨガ、マッサージ、鍼灸治療を試しました。けれども、一時的に楽にはなっても、痛みは戻り、エネルギーを消耗しつづけました。ピラティスを試すと痛みはかなり軽減されたのですが、まだ自分の動きが制限されるのを感じていました——。

ワークショップに参加していた元医師は、マディソンはすらりと立ち、身体も柔らかそうに見えるが、とても慎重に動いていると述べました。痛みに耐えてきた期間を尋ねると、「人生を十回分くらい。もうへとへとなのです」と答え、私のワークショップが最後の希望なのだと涙を流しました。

脳から痛みと制限を追いだす

私はマディソンに、活力をとりもどすためには、新しい動き方・感じ方・考え方を見つけなければならないと伝えました。脳が、痛みと制限を追いだし、新しいパターンをつくる必要があるのです。

マディソンは心配そうな表情で、何かに挑戦することが怖いと言いました。そこで、エクササイズに不快感を覚えたときは、想像のなかだけでやってみればよいと説明しました。想像力は新しい情報を脳にもたらす根源で、実際に身体を動かすのと同じような効果をもたらしてくれます。［本書の「エッセンス8」でイメージトレーニングの実践方法がイラスト入りで説明されている。興味のある方はこの部分を先に読み、実践の効果を確認してもいいかもしれない――訳注］

私のワークショップでは、参加者に床に仰向けに寝てもらい、身体の各部分がどのように感じるかに注目してもらいます。とてもシンプルです。そのさい、身体だけではなく、何を考え、何を感じているかにも、注意を向けてもらいます。一連の簡単な動きを教え、背中・胸部・首・肩、さらには目までが何を感じているかに深く注意を払うように指示をします。参加者は身体のしなやかさをとりもどし、何年間もできなくなっていた動きをできるようになります。最後に立ち上がり、何を感じるかを確認してもらうと、多くの人が「背が高くなったように感じる」「脚が軽くなった感じがする」と言い、「呼吸が深く楽になった」と答える人もいます。

マディソンは、三日間のワークショップで取り組んだすべての動きを、やさしく、注意深く行ない、しだいに、大胆にゆったりと動けるようになっていきました。休憩時間には足を組んで座り、腕を動かし、頭を揺らして笑いながら、隣の女性と話をしていました。

ワークショップを終えると、彼女は個人レッスンを申し込んできました。痛みの再発に備えるためだけではなく、もっと新しいことを学びたいと意欲的でした。「脳がこれまでにないことをしているように感じます。奇跡のようです」と彼女は言いましたが、これは奇跡というよりも、科学の力です。ニューロ・ムーブメントによって、無意識のうちに身につけてきた動きや行動から解放されたということなのです。その後の一、二か月間、定期的にレッスンに訪れたマディソンは、さらに若返り、活力に満ちていちだんと美しくなりました。

マディソンのケースは例外ではありません。痛みや慢性の不調、過労やストレス、加齢による老化があっても、活力を目覚めさせることができます。活力を刷新するには、動きによって、脳に新しい情報と可能性を与えればいいのです。

よりよく思考するために

身体だけでなく、心も活力をとりもどすことができます。

ピアニストのカースティンは、肩に痛みを抱え、私のレッスンを受けにきました。「肩の痛みは、私が燃えつきたと感じていることの表れかもしれません」と彼女は言いました。話を聞くうちに、私は、彼女が燃えつきたと感じているだけでなく、人生に欠けている何かを探しているのではないかと思いました。

二回のレッスンで肩の痛みはなくなりましたが、カースティンは毎週の教室にも、長期のセミナーにも、すべて参加するようになりました。さらに、プラクティショナー（指導者）養成講座にも申し込みたいと言ってきました。よりよく思考する方法を学びたいから、ということでした。

彼女は、女性は賢くなることも、意見を言うことも、目標をもつことも必要ないと考える家庭で育ちました。そのような環境にあっても努力し、音楽家になりましたが、それでも自分は知的ではないという引けめを感じていたのです。しかし、レッスンを続けるうちに壁が壊れはじめました。彼女は思考力に大きな変化を覚え、感じること・知性を深めることが可能だとわかると、もはや止まることがなくなりました。

数週間もすると、カースティンは、独自の人生観をもつようになりました。大胆で正直な表現をするようになり、思考は明晰で独創的になっていきました。いまでは生活のあらゆる領域にニューロ・ムーブメントの要素をとりいれています。これは、ピアノの指導においても、生徒の精神力や創造力を引きだすうえで役立っているということです。

9つの大事《エッセンス》なこと

ニューロ・ムーブメントの核心は、「9つの大事《エッセンス》なこと」にあります。これは、脳が目覚めてよりよく働くようになるための方法、つまり、脳が新しい回路をつなぎ、膠着状態や制限にとらわれないための方法です。実践すると、とても速いスピードで脳が成長し、変化を始めます。年齢は関係ありません。病気を経験していても、マディソンのように事故後のトラウマを抱えていても、脳は変化します。

かつて、脳は大人になってからは衰退するだけで、新しい回路をつなぐことはないと考えられていました。しかし、大人の脳にも可塑性があります。脳の可塑性とは、経験に応じて脳が構造と機能を変化させていく力のことです。たとえば、軽い運動やエクササイズをするだけで、脳の神経細胞が枝を伸ばし、他のグループの脳細胞と新しい回路をつないでいきます。ハーバード大学の神経科学者アルバロ・パスカル＝レオーネの研究では、新しいスキルを学ぶさい、考え方と身体の動かし方を新しくすると、脳の灰白質の構造と機能が変わることが示されています。また、近年、大人になってもニューロンが新しく生まれることもわかってきました（ニューロン新生）。

何千人もの生徒に私がこれまで観察してきた変化は、脳の可塑性に関する科学的な研究の成果を証明するものといえます。私にとってさらに明らかなことは、脳が新しいパターンを形成すると、人はいきいきし、エネルギーが湧き、何かを発見し、感激し、喜びを覚えるということです。

これから、「9つの大事なこと《エッセンス》」を一つひとつ、掘り下げて説明します。

本の順番どおりに取り組んでもいいですし、一番ひきつけられた項目から、あるいは、自分に足りないと思うものから取り組んでもかまいません。最初は、一度にひとつの「大事なこと《エッセンス》」に焦点を絞るのがいいでしょう。それを一日か数日間、おこなってください。ニューロ・ムーブメントのレッスンから試すのもいいでしょう。どのレッスンも、脳に働きかけ、新しいパターンを形成し、生活を変える力になるものです。思考や問題解決が楽にできるようになり、創造のスリルや知性の高まりを経験したり、楽に上手に動けたりすることに気づくでしょう。

それでは、あなたの人生に動きをとりいれ、活力と若さをとりもどしていく実践を始めましょう。

＊本書ではニューロ・ムーブメントのレッスンとして、各章のテーマごとに「動きのレッスン」と「思考と行動のレッスン」を紹介しています。
＊「動きのレッスン」は筋肉のストレッチではありません。過分な力を入れず、穏やかにゆっくり動いてください。楽にできる範囲で行なうのがポイントです。難しければ無理に行なわず、動きをイメージしてください。イメージトレーニングの効果を得ることができます（8章参照）。
＊レッスンでは、大腿部から先の動きをいう場合には「脚」と表記し、足首から先の動きについては「足」と表記しています。

The Nine Essentials

9つの大事なこと

エッセンス

1

Movement with Attention

-Wake Up to Life

動きに注意を向ける

——脳に新しい回路を

何かが動きだすまでは、何も起こらない。

——アルベルト・アインシュタイン

命を連続した動き（ムーブメント）としてとらえてください。小さな動きから大きな動きまで、それは無限です。

骨や筋肉が関わる日常の動きだけではありません。私の恩師であるモーシェ・フェルデンクライス博士は、柔道の黒帯をもつ物理学者でした。博士は「動くことは、命そのものだ。動きのない命など考えられない」と、生徒たちにくり返し教えていました。脳の働きによって音声が構成されて言葉となり、アイデアや感情を人に伝えることも、動きです。仕事、家庭生活、レジャー、気持ちを表現すること……、そうしたあらゆる活動が動きです。

音楽を聴いて感動したり、週末だというだけでワクワクしたり、ちょっと考えごとをしたり、何かを感じたりすることにも、何十億もの脳細胞の動きをともなうことが、脳科学の進歩によってわかりました。空想することや睡眠中に夢をみることも同様です。

あらゆる動きが積み重なって、どのような人になるのかが決定され、あなたと私の違いが生まれます。人生における動きの意味を掘り下げると、動きとは、脳の働きの質を表すものだとわかります。究極的には、動きの質が、私たちの活力と生活の質を決定することになるのです。

動きは脳の言語だ

目が覚めて布団をはぐ。朝食のパンをトースターに入れる。寝ぼけた声で家族におはようと言う。ラッシュ時の渋滞をがまんしたり、がまんできずにイライラしたりする。職場では愛想よく振る舞う――。このような日常の動きは、どこでつくられるのでしょうか。ひらめいたり、どのように振る舞うかを決めたり、一日をとおして感情をコントロールする力は、どこから与えられているのでしょうか。

もちろん、答えは脳です。人間の脳には何十億もの神経細胞(ニューロン)があり、その一つひとつがほかの細胞と、五千から二万ものつながりをもつ潜在力を秘めています。脳のあらゆる神経細胞が、身体のさまざまな部分と情報をやりとりする態勢を整えています。どのようにつながるかは、ほぼ無限の可能性があります。脳は、動きから受けとった無数のメッセージに秩序を与え、情報を組み立て、どのように振る舞うかをあなたに伝えつづけています。

動きは脳の言語であり、脳は大小を問わず、一つひとつの動きにともなう無数の神経回路を整理・整頓しています。この脳の働きによって、エネルギッシュでいられるか、無気力になってしまうかが決まり、ひいては、どのような人生をおくるかが決まるといってもいいでしょう。

ちょっと想像してみてください。脳がひとつの動きを組み立てるために、もしも二倍のエネルギーを必要とするとしたら？　脳が秩序をうまく生みだせずに、何かを感じたり考えたりするたびにあらゆることが気になり、心配でたまらなくなるとしたら？　そんなことでは疲れて消耗するばかりです。

脳がつくりだすシステムの質は、私たちが脳に提供する情報の質を反映しています。脳に与える情報の質を向上させるために大事なことは、「動きに注意を向けること」です。

ただ動くだけでは活性化しない

健康のために運動が必要だということに、異を唱える人はいないでしょう。身体も心も鍛えることが大事だと、だれもが認めます。しかし、ここで重要なことは、注意を向けずにできる動き（ここでは「自動操縦モードの動き」と表現します）だけでは、脳に新しい情報は送られないということです。

そのような動きは、脳にすでに存在しているパターンを深く刻みがちです。自動モードで動くことばかりをくり返していると、心身の強さやしなやかさが失われていきます。そうなったとき、私たちは「もう歳だから…」「環境がよくないから…」「運が悪かったから…」などと考えるものですが、じつはそうでもないことがわかってきました。科学は、「動きに注意を向ける」と脳がふたたび新しい回路をつくりはじめることを示しています。脳に新しい回路がつくられるとき、私たちはなによりも活力を感じるのです。

神経の働きがうまくいっていない子どもとのレッスンや、ケガなどのために痛みや制限があったり、活力を失ったりしている大人とのレッスンをとおして、私は活力と脳の関係をみてきました。三十年にわたる取り組みから、動きを組み立てるシステムの質が、私たちの身体・感覚・感情・思考にきわめて重要であることがわかりました。脳があらゆる動きを的確に扱う方法を見つけだす力になるのが、「動きに注意を向ける」ということです。

ニューロ・ムーブメント
動きのレッスン1

注意を向けた動きが変化をひき起こす

では、シンプルな動きをしてみましょう。注意を向けて動くと、動き方が変わり、感覚も変化していきます。そうなったら、ふだん取り組んでいるヨガやスポーツ、そして日常の動きにとりいれてみてください。

1
・イスに浅く腰かけ、適度に脚を広げる。足の裏は床につける（これを「もとの姿勢」と呼びます）。

2
・右腕を前方に軽く伸ばし、肩の高さまで上げて、下ろす。

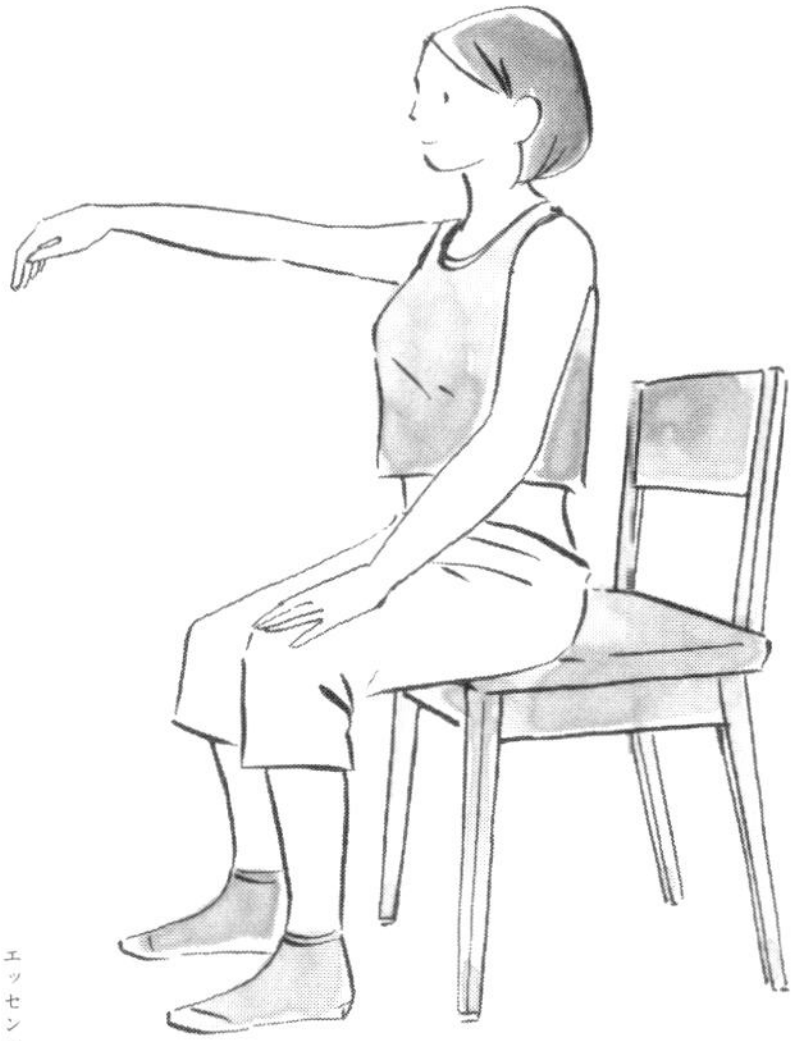

・腕が動くときにどのように感じるか、自分の感覚に注意を向ける。
・この動作を2回くり返す。

3

・どう感じるかに注意を向けながら、左腕でも同じ動きを2回くり返す。

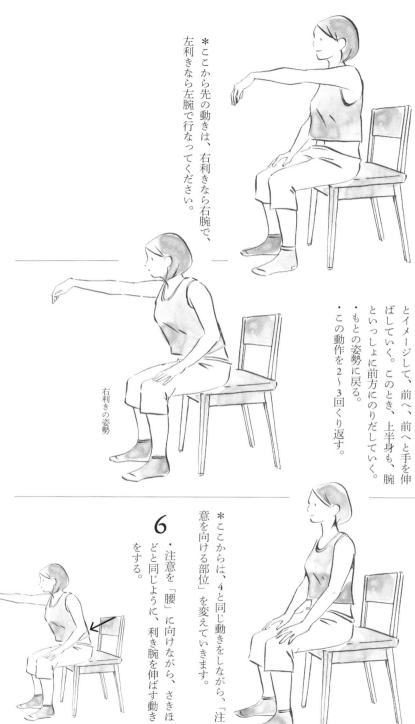

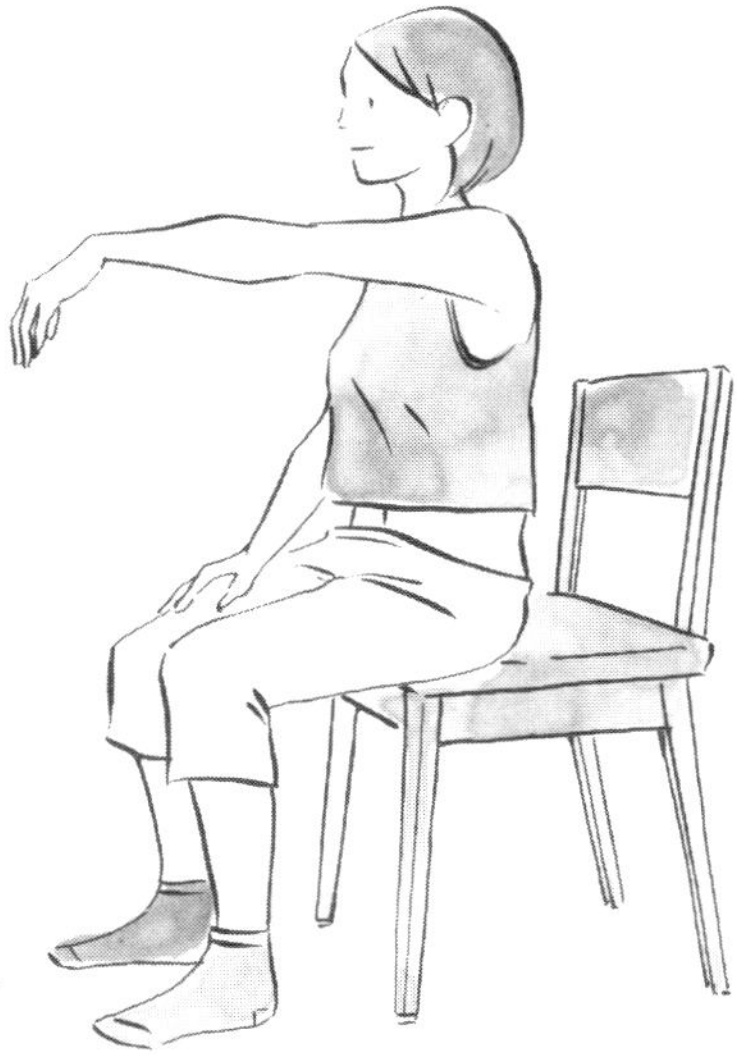

＊ここから先の動きは、右利きなら右腕で、左利きなら左腕で行なってください。

4

・利き腕を前方に軽く伸ばして、肩の高さまで上げる。硬くならないように。
・手の30センチほど前方に何かがあるとイメージして、前へ、前へと手を伸ばしていく。このとき、上半身も、腕といっしょに前方にのりだしていく。
・もとの姿勢に戻る。
・この動作を2〜3回くり返す。

右利きの姿勢

5

・手を太ももの上において休む。自分がどのように座っているか、どのように息をしているかを感じてみる。

＊ここからは、4と同じ動きをしながら、「注意を向ける部位」を変えていきます。

6

・注意を「腰」に向けながら、さきほどと同じように、利き腕を伸ばす動きをする。

・何か動きを感じるか。感じる場合、前に出るときに背中が反り、もとの位置に戻るときに丸くなるのを感じるか。
・これを2～3回くり返す。

7

・もとの姿勢に戻って腕を下ろし、「左右の肩」に注意を向ける。
・右肩と左肩を同じように感じるか。そうではない場合、どのような違いを感じるか。

8

・「お腹」に注意を向けながら、同じ動きを2～3回行なう。
・腕を前に伸ばすとき、お腹を引っこめているか、楽にしているか、それとも、押し出しているか。
・つぎに、「骨盤」に注意を向けながら行なう。

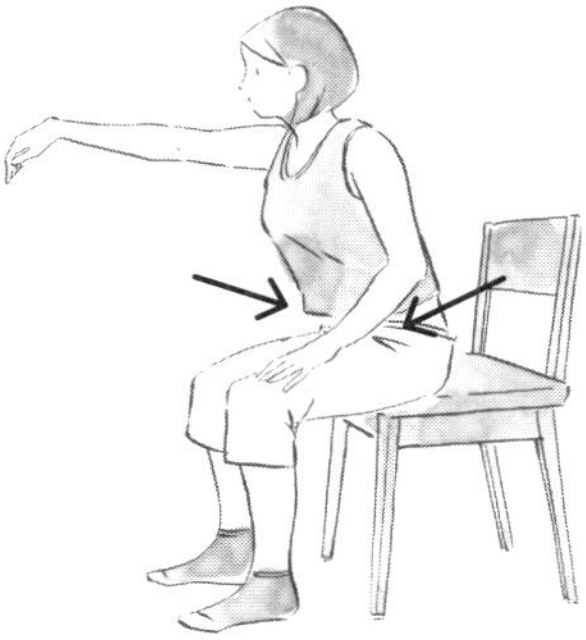

・骨盤に動きを感じるか。感じる場合、腕を前に伸ばすと、骨盤がなめらかに動いて前に出るか。腕を戻すときは、骨盤も動いてもとの位置に戻ってくるか。

9

・腕を下ろし、どのように座っているかを感じる。どちらか一方の腕を長く感じるか。軽く感じるか。力強く、いきいきしてきたと感じるか。

10

・つぎは、上げている腕の「背中側の肋骨」に注意を向けながら行なう。
・感じている動き（どのようなものでも）に注意を向けてみる。

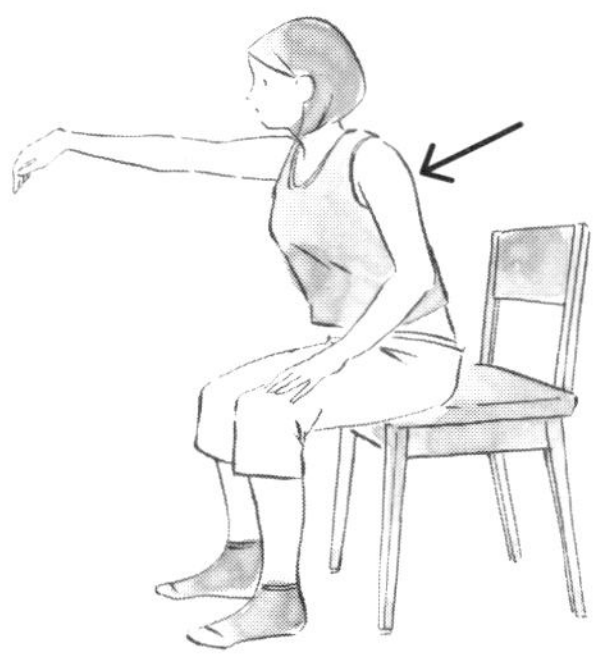

11

・同じ動きを2～3回くり返しながら、自分の注意を、骨盤から腰、お腹、胸、肩、手首、そして指先へと順に向けていく。懐中電灯の光で探しあてるようなイメージで。

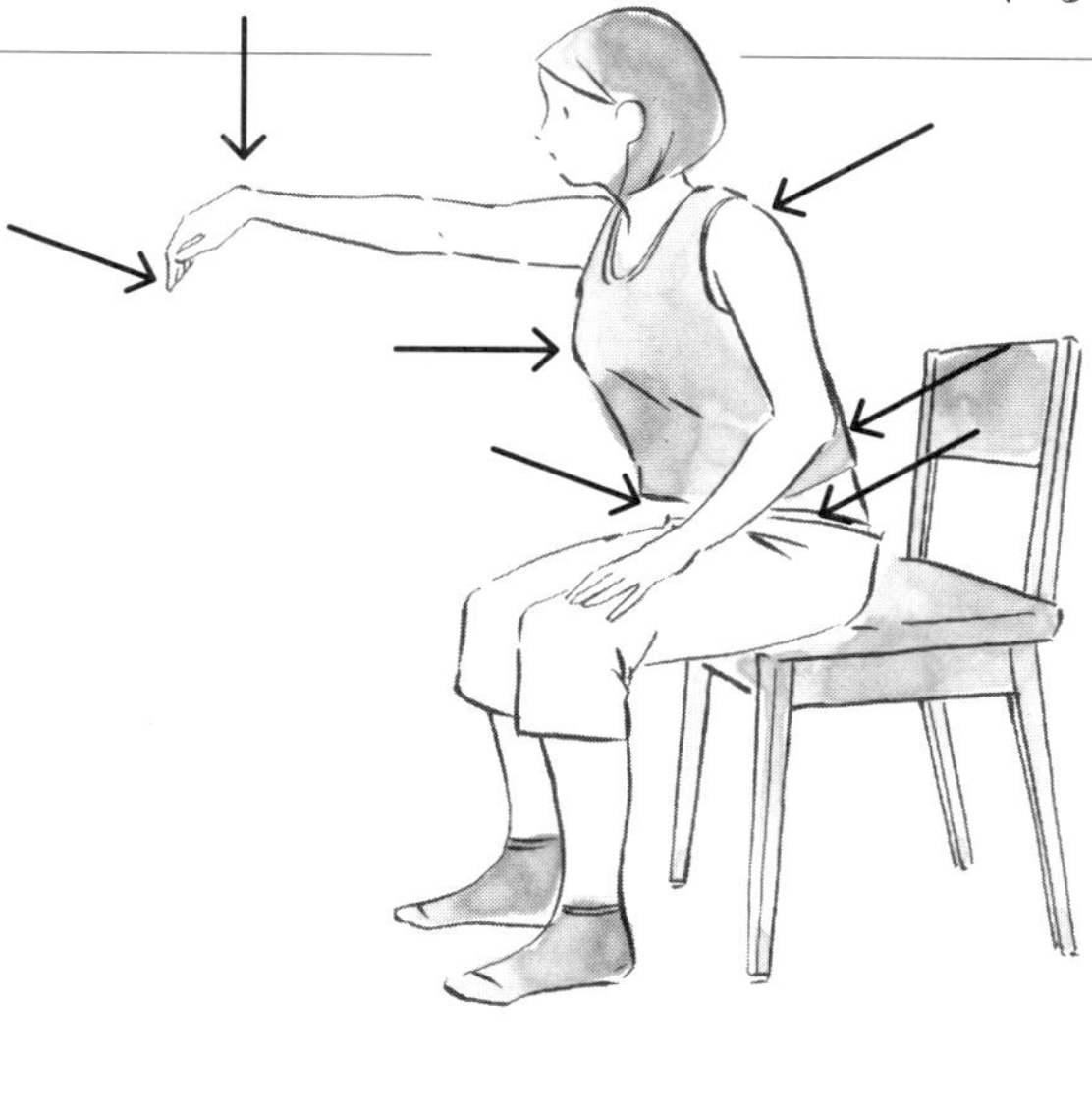

12

・腕を下ろし、休む。もとの姿勢に戻り、数秒間、身体の感覚に注意を向ける。
・利き腕の感覚を、もう一方の腕と比べる。
・さらに、顔から足の先まで、利き腕側の身体の感覚を反対側と比べてみる。

13

・利き腕を前方に伸ばして、上げては下ろすことを数回行なう。
・最初と比べ、何か変化を感じるか。腕をより軽く、長く、大きく、力強く感じるかもしれない。腕は、以前よりも楽に高く上がるようになったかもしれない。
・反対側の腕を一度だけ前に上げ、利き腕との感じ方の違いをみる。重く、ぎこちなく感じるか。利き腕よりも弱いと感じるか。

腕を上げるという動作はだれもが日常的に行なうものですが、そのような動きをしていても、注目に値するような変化はみられないと思います。このレッスンでは、わずか5分ほどで、はっきりした変化を感じられるのではないでしょうか。これが、「動きに注意を向けること」によって私たちが変われることの一例です。

感覚・感情・思考の動き

子どもは目覚めているあいだ、ずっと動いています。動きを感じとることで、脳に情報を送っています。動くたびに、子どもの脳のなかで新しい回路が生まれます。どう話すか、どう立つか、どう走るか、何を感じるか、何を思うかといった回路が、どんどんつくられていきます。脳が新しい情報をとりいれ、複雑なパターンをつくりだすことで、子どもは独自の世界観を発展させていきます。

子どもの脳の活動はとても活発です。私たちは生まれてからの数年間、たくさん動き、その動きをいきいきと感じとり、じつに多くの能力と技術を獲得します。この時期は毎日が新しいことの連続で、活力に満ちあふれています。心も身体も柔軟で、好奇心と創造力があり、喜びに弾けています。

骨や筋肉の動きだけではなく、私たちは「感覚・感情・思考の動き」にも注意を向けることで、子どものように創造し、変化し、劇的に成長する過程をとりもどすことができます。「身体・感覚・感情・思考」、そのすべての核となるのが、「動きに注意を向けること」なのです。

動きと活力が結びついていることを、私は実際のレッスンのなかで見てきました。自分の腕・脚・胴・目などの動きを感じとり、呼吸・感覚・思考に注意を向けると、躍動感や好奇心が生まれ、身体のコリはほぐれ、感情が解放されていきます。

ミリアムは数年前につらい離婚を経験した五十代の女性でした。シングルマザーとして働きながら子どもを育てていましたが、幸せを感じてはいませんでした。離婚をしたことで、子どものころに体験したトラウマまでもがよみがえり、新たな関係を築くことをあきらめていました。殻に閉じこもり、考え方にも行動にも、ほとんど変化のない日々を送っていました。

それでも、ミリアムは私のクラスに参加してくれました。そして、レッスンが終わると笑顔でお礼を伝えにきてくれました。レッスンがさらに進むと、身体が楽になり、「自分のなかで何かが変わった」と言いました。その後も変化を体験しつづけたミリアムは、水泳を始め、人と交わるようになりました。背筋を伸ばして歩くようになり、身体の変化とともに、ふさいだ気分も晴れたようでした。クラスに親しい友人ができ、素晴らしい娘がいて、健康で経済的にも自立できている自分の状況に感謝する気持ちが強くなったといいます。つらい過去に縛られることもなくなりました。

レッスン中、ミリアムは自分の身体だけではなく、感情と思考の動きにしっかりと注意を向けていました。考え方や理想がめざましく変化し、最初の二週間はほとんど眠れないほどだったそうです。彼女は、それまで味わったことのない自由を感じていると、驚きの声を何度もあげました。

ミリアムは、友人たちにも変化を体験してもらいたいので、自分の住む町でレッスンをしてほしいと私に頼んできました。スケジュールの調整がつかないと断ってもあきらめません。私は、彼女が友人たちに教えられるように、指導者養成コースへの参加を勧めました。

養成コースを終えて教室を始めたミリアムは、生徒たちに自分の体験を伝え、一つひとつの動きにしっかり注意を向けること、また、身体の動きだけではなく、感情や思考、価値観の変化にも注意を払うように指導しているということです。生徒が目覚めていくのを見ることがなによりの喜びだというミリアムは、五十代半ばにして自分の人生を手に入れたのです。

ニューロ・ムーブメント——思考と行動のレッスン1・1

動きながら考える

——明晰な思考のために

古代から人間は、身体の動きを知的な活動と結びつけてとらえてきました。ソクラテスは、歩きながら弟子たちとこみいった議論をしました。ユダヤ人は、身体を前後に揺らしながら律法を学びます。現代の科学は、動くことが脳の新しい回路やパターンをつくる力を高めることを示しています。

みなさんは、本書をじっと座って読んでいますか？　そのまま読み進めながら、身体を前後や左右にやさしく揺らしてください。ときどき自分の動きに注意を向け、動くときの感覚を感じとってください。身体の動きに注意を向けると、読んでいる内容が頭に入りやすくなりませんか？

これからの数日間、仕事の課題に取り組むときや、家族や上司に頼みごとがあるときなど、何かを考える必要があるときには、歩いてみてください。歩きまわるのが難しいときは、ダンスのステップを踏み、足の裏や息をする胸の感覚に注意を向けてください。そのとき、思考がはっきりするか、新しい発想が浮かぶかどうかをみてください。

あなたの人生を司っているのは、どんな動きか

「わかった。動けばいいのでしょう」と考えていませんか？　朝から晩まで動き、スポーツジムに通っている人もいるでしょう。運動したあとは気分がよくなっても、それが長続きしないことに気づいているはずです。活力も衰えてきました。いったい、なぜでしょうか。

人生は動きの連続であり、動きがなければ私たちは生きていけません。動きには二種類あります。ひとつは、自動モードの動き。もうひとつは、注意を向けた動き。活力とはまさに、こ

の二種類の動きのどちらを選ぶか、ということにかかっています。

朝、起きるときの動作から仕事や運動に至るまで、日常にはさまざまな動きがあり、私たちはそれらの動きを自動的にこなすこともできれば、注意を向けて行なうこともできます。活力を生むのはたんなる動きではなく、「注意を向けた動き」なのです。

ジムで行なう運動は、自動的な動きの一例かもしれません。トレーニングをすると脳内にエンドルフィンがつくられ、また、筋肉や脳が活発に働くことから、気分がよくなります。しかし、活力の高まりや身体のしなやかさについては、感じたとしてもわずかで、かえってコリを感じる場合もあるでしょう。自動モードでトレーニングをしても、発想や人間関係は変わらず、身体の痛みは続くでしょう。思考のパターンも変わらないと思います。こうした運動は、身体を鍛え、気分のよくなるエンドルフィンをつくりますが、脳がなんらかの「違い」を感じとって新しい回路を生みだすには不十分です。夢中になってエクササイズを続けても、脳はほとんど気づいていないかもしれません。

必要なのは、自分の動きに注意を向けること、身体がどう感じているかに注意を向けることです。動きの速さはどうか、快適かどうか、呼吸はどうか、何を感じているかに注意を向けてください。

自動操縦モードから脱する

デービッドは、鍛えあげた身体をもつフィットネスのトレーナーでした。三十代前半で私のワークショップに参加したとき、彼は最初、こんな動きに意味があるのかと言わんばかりに、すべての動作をいとも簡単に、自動モードでこなしていました。

　ワークショップの参加者が慣れてきたころ、私は、「動きにしっかり注意を向けて、簡単だと思って適当にやらないように」と指示しました。すると、デービッドの動きが変わりはじめました。彼はスピードを落とし、動きに注意を向けていました。注意を向ければ向けるほど、彼がいきいきと、おもしろそうに取り組むのがわかりました。

　デービッドはそれまで知らなかった感覚を経験し、動くことの喜びを感じたと報告してくれました。動きに注意を向け、意識を「いま」だけに集中するということは、彼にとって新しいことだったのです。さらに、それまで筋肉を鍛えることだけに集中していたフィットネスまでもが、楽しく成果を上げるようになったといいます。

　彼は私のレッスンを受け、そこで学んだことを仕事や生活に生かし、インプットが足りなくなると、またレッスンを受けにくるようになりました。そのようにして生活のさまざまな面で注意を向ける方法を習得し、数年がたったころ、自分の半生を私に語ってくれました。

　デービッドは高校卒業後にフィットネスと格闘技にのめりこみ、自動モードでこなすようになっていたということです。細かいメニューを決め、それにそって毎日を同じように過ごすことで安心感を得ていたそうです。問題は、人生がつまらないものになってしまったことでした。恋人との関係でも感情が高ぶることはなく、人から素敵といわれるフィットネスの動きも、彼にとってはつらく、苦痛をともなうものになっていました。

　ところが、動きに注意を向けることですべてが変わりました。彼の恋人は、生まれ変わった彼にもう一度恋をしている気分だと、友だちに話していたそうです。

自動モードで生活をしていると、それが習慣になり、動きにも考えにも活力がなくなります。さらには身体に痛みが生じ、思考は行きづまり、感情もとぼしくなっていきます。同じ動きのくり返しは、仕事中・運動中のケガのおもな原因にもなります。

同じような生活を続けていると、変化に抵抗するようになりがちです。決まりきった日常から新しい世界に飛びだしたいと思っても、同じことのくり返しのなかで日常に埋没してしまうと、もはや目新しいものも、刺激的なものもなく、何をしても「こんな感じは以前にもあった」と思うようになります。脳に新しい回路がつくられるきっかけをつかめなくなり、また、つかむことをみずから止めてしまうのです。

しかし、自分の身体や思考、感情の動きに注意を向けると、脳は、その動きがもたらす新しい情報を利用し、そのことで望ましくない状態から脱することができます。

ニューロ・ムーブメント

思考と行動のレッスン1・2

感情の動きに注意を向ける

——自由のために

「心を動かされた」——I was moved.——という表現があります。この表現からは、私たちが感情を動きとしてとらえていることがわかります。英語のemotion《エモーション》（感情）という単語を、E-motion、つまり、「motion《モーション》（動き）＋エネルギーのE」と考えることもできます。［日本語の「感動」にも「動」が使われています——訳注］

身体の動きに注意を向けることで活力が生まれるように、感情に注意を向けることによって、より自由になり、エネルギーが高まります。

まず、感情が高まった場面を思い起こしてください。映画のシーンに感動したこと、物語や登場人物に心を動かされたこと、政治の話題で熱くなったこと、あるいは、家族や職場の同僚とのやりとりなど……。そして、次回、感情が高まったときは、自分の感情にしっかり注意を向けて、変化を観察してください。こみ上げていた怒りがしだいに相手に対する理解へと変わり、愛情にさえ変わることがあります。

感情の動きに注意を向ける力がさらに高まると、よい感情が満ちてくることに気づくことでしょう。また、新しい感情がわくと、悪い感情がトーンダウンすることに気づくでしょう。感情をいきいきとさせるには、一日に数回ほど、自分の感情の動きに注意を向けてみることです。

注意を向けることで脳の活動が変わる

近年、日常的な動きに注意を向けるだけでも脳の活動が変わるという研究結果が、ぞくぞくと発表されています。このことは、精神修行の世界では、はるか以前から知られていました。エックハルト・トールは現代の仏教修行について、自分の動きに意識や注意を深く向けると、「振動の周波数が高まり、それはまるで、照明の調光器のスイッチをオンにして電流の流れを増やすようだ」と書いています（『さとりをひらくと人生はシンプルで楽になる』徳間書店）。トールが直観的に述べたことは、科学でも証明されています。注意を向けて動くとき、脳の無数の細胞が活性化します。

脳のなかを見ることができると想像してみてください。

あなたが右腕を動かすと、たくさんの細胞が活性化しはじめます。電球がつぎつぎに点灯し、どんどん明るくなります。動きを止めると、灯りは消えます。

ふたたび右腕を動かし、同じ細胞の集団が明るくなったところで、動きに注意を向けます。自動モードではなく、意識を覚まし、五感と心で動きを感じとります。動きの速さはどうか、腕がどう感じるか、どのくらい伸びているかに注意を向けると、脳の異なる領域で新しい細胞の集合が点灯します。美しい花火のように脳の細胞の集合体がそれぞれに連絡をとりあって情報を交換し、集合のパターンを再編成する様子をイメージしてみてください。右腕の動きが洗練されていくときの脳は、まさにそのような状態です。

デービッドの体験からもわかるように、動きに注意を向けることで生活のあらゆる面が変化し、人生は興味深く刺激的なものになります。身体を動かすことに喜びを感じ、感性が目覚め、感情がいきいきし、新しい考えを受け入れられるようになります。なによりうれしいのは、活力が高まることです。活力にあふれた人は、部屋に入ってきた瞬間にわかります。無数の脳細胞がいきいきと点灯している人は、すぐにそうとわかるものです。

ニューロ・ムーブメント　思考と行動のレッスン1・3

気づかいのできる手

手に注意を集中して、パートナーの身体にタッチしてみてください。てのひらと指先がどのように感じるかに注意しながら、相手の身体の輪郭をなぞってみてください。

どんな感じがしますか？

ふたりの感覚が目覚め、さらにおたがいを気づかうことができ、体験が深まっていくことと思います。

惰性と停滞を遠ざける

脳は、驚異的な力で情報を処理して複雑な動きを生みだす一方で、日常的な動作をスムーズに行なうための「プログラム」や「テンプレート」をつくることにも長けています。だからこそ、私たちは日常的な活動を自動モードで行ない、いま、どこで何をしているか意識することなく、動くことができるわけです。私の生徒たちは、ｉＰｏｄで音楽を聴き、テレビを見ながら、ジムでトレーニングするといいます。そのようなときの脳は、いつもの動作をするために、プログラムやテンプレートという出来あいのパターンを提供しています。

もっとも、さまざまな習慣や決まりごとがなければ、生きていくことはできません。それらは安全で効率的な方法です。もしも朝から晩まで新しいことを学びつづけなければいけないとしたら、とても生きてはいけません。

私たちは新しい技術を習得するとき、注意を向けながら意図的にくり返します。そして、技術が満足なレベルに達すると、たいていはそれを日常的に維持しようとします。覚えておかなければならないのは、その活動にともなう身体・感情・思考の動きに注意を向けなければ、停滞が始まるということです。活動にそそぐエネルギーや注意が減ると、脳の組み立て能力が弱まり、活力は低下し、マンネリに陥っていきます。周囲の世界に鈍感になり、習慣にしがみついて同じことをくり返し、望んでいる活力とは正反対のものを生みだすようになります。家事や仕事では、とくにそうなりやすいのです。

家庭でも職場でも、注意を向けずにいつもの決まりきった動きをしていると、脳に新しい情報が供給されず、かつては新しい動きを生みだした脳のパターンが劣化を始めます。これを「燃え尽きた」と表現する人もいます。そのようなときは環境を変えなさいといわれますが、旅行をしても、仕事を変えても、たとえ住まいを変えたとしても、そこに同じ習慣を持ちこむのであれば、マンネリはくり返されます。「活力は、動きに注意を向けることで生まれる」ということを、私たちはたえず思い起こす必要があります。

活力を生みだす鍵

脳は新しい情報に貪欲《どんよく》です。習慣が生活を支配し、脳の欲求が満たされなくなると、ストレスがたまり、エネルギーが消耗していきます。決まりきった生き方をすればするほど、ささいな変化にさえ抵抗をおぼえるようになります。コーヒーがないとか、仕事量を調整しなければならないだけで途方に暮れたり、落ちこんだりします。

マンネリに陥らなければ、体験の幅が広がり、変化や困難に対応できる余裕が生まれます。可能性はマンネリを超えたところに無限にあるからです。いま、この瞬間にも生活に注意を向けることで、あなたの世界は新しい可能性に満ちてきます。旅に出なくても、家具の配置を変えなくても、新しい友人を求めなくてもよいのです。活力を生みだす鍵は、あなたの頭のなかにあるのですから。

活力の低下にともなう痛みやコリ、無関心といった現象のほとんどは、脳のなかで組み立てられる動きの乏しさが原因です。

だれもが行動や思考や感情に、なんらかの不具合を抱えています。生まれ育つ環境は人それぞれで、深刻な病気や身体的なトラウマを抱えている人もいれば、日常にストレスを感じている人もいます。また、生活の改善方法を知らないだけの人もいます。しかし、環境がどうであれ、注意を向けて動くことで、脳の活動は変わります。健康で活力ある人生を送るためには、動きをとりいれ、自分の動きに注意を向けることで、たえず変化し成長するチャンスを生みだしつづけることが大事です。

スコア
まったくない——1点
ときどきある——3点
よくある——5点

スコアの合計
24〜35点——高い
15〜23点——普通
1〜14点——低い

Q

注意を向けた動きをしていますか？

1　犬を散歩させる、エレベータのかわりに階段で上るなど、動くことならどんなチャンスにも飛びつく。

2　週に何回か運動をする習慣がある。

3　毎日、折々の動作に注意を払う。たとえば、コーヒーを注ぐ、お気に入りのイスに腰かける……というようなこと。

4　一日に何度か小休止をとり、身体に不調を感じていないかをチェックする。

5　人に対して怒りやいらだちを感じるとき、わきおこる感情の動きに注意を払う。

6　困難な状況にぶちあたったときは、よりよく考えられるように動いてみる。

7　一週間を通じて、習慣やマンネリになっている自分の行動に注意を向け、新しい取り組み方がないかを探す。

7つのうち、もっとも点数が低かった項目について、どのようにすれば改善できるかを考えてみてください。設問そのものもヒントになります。

エッセンス

2

The Learning Switch
-Bring in the New

学びのスイッチをオンにする
——新しい世界への扉

明日死ぬかもしれないと思って生きなさい。
永遠に生きるつもりで学びなさい。

——マハトマ・ガンジー

本書をお読みのみなさんは、活力は加齢によってのみ減退するのではないということを、すでにおわかりだと思います。この三十年、あらゆる年代の数千の人たちと関わってきてわかったことは、子どもにみなぎる活力はある特別な状態において生まれるということ、大人もそのような状態をつくりだすことができるということです。限りない活力とはたんに懐かしむものではなく、生活の基盤にしっかりととりいれることができるものです。

しかし、早ければ十代で、ある種の活力を失った経験がある人も少なくないでしょう。活力を失うということは、トイレのトレーニングから受験勉強に至るまで、私たちが受けるあらゆる「訓練」に関係しています。私たちは心身の欲求に対処する方法をはじめとし、成長するにつれてさまざまなことを学びます。専門知識を身につけるために大学で学ぶ人も多いでしょう。学んだことが、政治や宗教、人生あるいは人間関係にまつわる信条となっていきます。必要なことではありますが、そのためにできてしまうハードルがあり、それを乗り越えないことには、活力ある人生を楽しむことはできません。

そこで、ふたたび脳がどのように働くかをみてみましょう。

新しい学びに抵抗する「こだわりのパターン」

人間の脳は、なるべく簡単に、直接的に、速く・確実に・効率よく働くように適応します。たとえば、子どもが「這う」「歩く」といった新しい能力を獲得するときや、大人が新しい言語を学ぶときには、脳の神経細胞に大量のシナプスが速いスピードで形成され、活力がわきます。一定の期間が過ぎて活動を洗練する段階に入ると、脳は効率のよい方法だけを選び、たくさんのシナプスを手放します。このプロセスを「刈り込み」といいます。

一九四九年、科学者のドナルド・ヘッブは、活動することで刈り込みが行なわれるのではないかと考えました。ヘッブの理論は「同時に発火した細胞はつながる」というもので、同時に活性化した脳の神経細胞は、やがて決まったパターンをつくるということです。可塑性をもつ脳に経験のくり返しが加わると、神経細胞の結合が減っていきます。これがヘッブのいう刈り込みです。できあがったパターンのことを、情報が流れこんでいく溝にたとえる科学者もいます。歩く、読み書きをする、人とつながるといったことから仕事の効率アップに至るまで、パターンは私たちの生活のあらゆる場面で形成されます。これは必要なことですが、一方で無視できない側面をもっています。脳に刻まれた深い溝は、決まったパターンを変化させる可能性のあるニューロンを拒絶し、自分たちの結合を守ろうとします。つまり、「こだわりのパターン」が、新しい学びに抵抗するようになるのです。

私たちの脳は、そのままでは混沌としてしまう世界に秩序をつくりだします。脳が、取りこんだ刺激を組み立てて利用できる情報にすると、私たちには、世界をとらえる内なる視点が発達します。脳はその視点を、周囲の環境や自分の体験に組みつけていきます。内と外の世界からの刺激を受けとり、すでにもっている知識に照らしあわせて処理し、統合しているわけです。学んだものはすべて脳にあり、それによって世界が意味をなしていきます。ボールは丸い、箱は四角い、あれはよい、これはよくない、こちらは安全、あちらは危険……というように解釈するのは脳の働きです。脳がもっている情報によって、私たちの未来の可能性や失敗さえもが決定されるかもしれません。

探検家マゼランの有名なエピソードがあります。太平洋の島に到着したマゼラン一行に、島の住民が「どうやって来たのか」と尋ねます。船員が水平線に見える大きな船を指さしますが、島民には見えません。視力になんら問題はないのに、見えないのです。これは、見えた(あるいは見えなかった)ものに意味づけする情報を脳がもっていなかったためです。ヨーロッパ人が乗ってきた、海面を上下する物体という視覚刺激に、「船」という意味づけをする脳のパターンがなかったというわけです。

人との関わり方も脳に刻まれる

世界に秩序と意味を与える脳の働きは、日常生活を円滑にするために役立ちます。たとえば車の運転中、路上に障害物を見つけると、脳はすでにある知識を引き出して「危険、速度を落とせ」と反応します。私たちはコップに入った水を見ると、それが何かを理解し、手を伸ばします。突然、子どもが泣きだせば、手を止めて注意を向けます。

脳には人との関わり方も刻まれています。たとえば、病気になった人をなにかと世話する家庭で育ったハリエットと、病人をできるだけ静かに寝かせておく家庭で育ったジェッドが結婚したとします。初めてハリエットが寝こんだとき、ジェッドは彼女を安静にしておき、用事を頼まれるのを待ちました。一方のハリエットは、彼がもう自分を愛していないのでないかと困惑しました。これは、脳がつねに、すでに刻まれているパターンを使って人間関係を理解することの一例です。

「すでに知っていること」を当てはめない

すでに知っていること、あるいは、知っていると思っていることだけを頼りにするとき、私たちはくり返し、同じ経験をつくりだしています。何をするにもある程度の予測は必要ですが、予測することにこだわりすぎると、活力を埋もれさせてしまいます。

「ここは自分の家のようだ」とか「この音楽はあのテレビ番組を思い出させる」などと、新しい経験をするたびに、すでに知っていることに当てはめるようになります。これが習慣になると私たちは、新しいものを生みだそうとしなくなります。そうなると、新しい刺激を受けとり、新しい情報を創りだすチャンスを脳に与えないかぎり、人生はすでに経験したことのくり返しになり、活力を失っていきます。

脳が既存のパターンをくり返し使っていることを示す最初の兆候は、「退屈すること」です。すでに知っていることを当てはめるのをやめたとき、私たちの脳は、元気な子どものように、入ってきた刺激から新しい情報と可能性を生みだします。

生涯にわたって活力を生みつづける秘訣は、ずばり、「学びのスイッチをオンにする」ことです。

ニューロ・ムーブメント 思考と行動のレッスン2・1

「もう知っている」「まえにもやった」を手放す

「これは○○みたい」「○○を思い出す」「だれだって同じさ」「ほら、また！」——このように考えるとき、あなたは現在の経験を、過去と同じものにしてしまいます。行動は習慣的で予測可能なものになり、「学びのスイッチ」がオフになり、発見や創造や発明がもたらす、弾けるようなエネルギーが失われます。

「同じような経験」をするときは、どこかに違いを見出してください。それは自分の身体の感じ方や動き、あるいは初めて知る恋人の表情かもしれません。やる気を起こしてくれる上司のコミュニケーションのとり方かもしれません。たったひとつの小さな発見が、「いま」を特別なものにしてくれることに驚くと思います。

注意を「いま」に向けると、脳が目覚めます。脳が目覚めると新しいパターンをつくりだすようになり、活力がみなぎってくるのです。

どうしようもない疲労感から脱した女性

三十年以上前、「学びのスイッチ」というものに初めて気づいたときのことを、いまでも鮮やかに思い出します。

料理のケータリングの仕事をしているカティは、職場の仲間の勧めで私のレッスンにきてくれました。彼女は仕事に不満があるわけでもないのに疲れやすく、立ちつづけていることが困難になっていました。一日の終わりには身体が痛み、何もする気が起きません。疲労困憊で、自分の身体を鉛のように重く感じていました。

初めてレッスン室に入ってきたカティは、動作がどこかぎこちなく、物腰はていねいなものの、質問に答える声には、張りも躍動感もありません。目を合わせようとしても、ふたりのあいだに薄いベールがあるようで、私は彼女としっかりつながることができないと感じました。

私の個人レッスンでは、本書にイラストつきで紹介しているような動きを、私が手を添えながら導きます。カティの身体に触れてみると、岩のようにガチガチでした。彼女は職場で二十年近く、性能のよい機械のように同じ動作をくり返してきたといいます。そこで、彼女の身体にやさしく触れながら、新しい動きを導いていきました。すると、まるで私の手のなかでとろけるように、背中・腕・脚が軽く柔らかく、なめらかに動くようになっていくのがわかりました。このとき、カティは自分の感覚にしっかりと注意を向けていました。

レッスン開始から十五分もすると、カティの表情が変わりはじめました。表現は豊かになり、反応がいきいきしてきました。当時、新人だった私には、何が起きているのか不思議でした。レッスンを進めれば進めるほど、どんよりと曇っていたカティの目が澄んでいき、私は彼女とつながったと強く感じたのです。

数日後、二回目のレッスンに訪れたカティは、挨拶にも心がこもり、溌剌としていました。最初に感じた隔たりはなくなっていました。カティは前回のレッスンのあと、疲れにくくなり、仕事帰りに映画を観にいくことさえできたと教えてくれました。そして、二回目のレッスンではカティの取り組み方が違いました。たくさん質問をし、私が彼女の身体に触れると、どのように感じるかを教えてくれました。レッスンを終えたとき、私はふたりのあいだのベールがすっかりなくなったことに気づきました。この日の帰路、いきいきとしたカティの顔が目に浮かびました。そのとき私は、彼女が動きにしっかりと注意を向けたことで、彼女の脳にある「学びのスイッチ」がオンになったのだということに気づきました。

レッスンを重ねるにつれ、カティはどんどん元気になりました。私が与える刺激を脳が新しい情報に変換し、それが彼女に急激な変化をもたらしているのだと感じました。しっかりと見える目、聞こえる耳、感じる身体、考える心がよみがえっていました。その後も、意欲的に学ぶ心構えでレッスンにやってくるカティからは、期待感をひしひしと感じました。「学びのスイッチ」がオンの状態のときの彼女の脳は、私のくしゃみでさえも意味ある情報に変換できるのではと思うほどでした。

私はカティとのレッスンを通じて、生徒の「学びのスイッチ」がオフのときは、私がいくら熱心に取り組んでもたいした成果は出ないのに、いったんスイッチがオンになると、まるで奇跡のように変化が起こり、それとともに大きな活力が生まれることを知りました。

ニューロ・ムーブメント
思考と行動のレッスン2・2

初心にかえる
——問題解決への自由な扉

「初心」とは仏教の教えで、「初心にかえる」とは、知っていることを一度棚に上げ、わかったつもりにならないという意味で使われる言葉です。子どものように元気でオープンな心をもち、つねに「学びのスイッチ」がオンになった状態だと考えることもできます。

生活のなかで、もっとも活力をとりもどしたいと思う場面を選んでください。家族、仕事、運動、子どもとの向きあい方など、自分にとって大切な現実味のある課題を選ぶようにします。

では、初心にかえってみましょう。あなたが抱えている問題は初めて直面するもので、事前の知識はないと想定してください。この課題は、いまのあなたにはどうすることもできないと認めてしまったらどうでしょう。新しい知識が必要ですね。いままでのやり方に当てはめて解決しようとするから、問題がこじれるのです。

あなたが選んだ課題に、軽く注意を向けてみます。解決へのあらゆる努力をやめ、いまの自分にある知識は不完全なもので、解決を邪魔するものだという認識に立ちましょう。知らなくてもいいのだと思ってください。初心にかえり、いまの課題とは関係ないことに考えを向けます。レストランで耳にした他愛のない会話、映画のワンシーン、友人から聞いた話、ジムで運動したときの爽快感などです。そのようにするなかから、あなたの課題に関わりのある新しい発想がわいてきませんか。

初心にかえると、予期しない場面や状況で問題解決の糸口をつかめることがよくあります。それは「学びのスイッチ」がオンになり、脳が自由に新しい回路をつくるからです。この練習を一日二、三回、数日間続けます。毎回、気になっている課題とは関係のないことに注目し、予期しないことが起きるチャンスをつくってみてください。

初心にかえるということは、知らないことを学ぶときや問題がこじれているときだけでなく、すでによく知っている分野でこそ必要です。もっとも得意とする分野で初心にかえると、豊かな成果が生まれ、人生そのものが活力に満ち、より創造的になります。

スイッチをオンにするためのアプローチ

この仕事を始めたばかりのころ、私のレッスンを受ける生徒に学びのスイッチが入るのは、セレンディピティー（ふとした偶然をきっかけに幸せをつかみとること）なのだと思っていました。ほどなくして、生徒のスイッチをオンにするために私にできることがあるとわかりました。さらに、その方法を学ぶのはそう難しいことではなく、スイッチが入った人は人生が変わっていくことを知りました。人生を新しく、熱く、喜びをもって歩むようになるのです。

「学びのスイッチ」といえば、七十歳を過ぎたアインシュタインの印象的な写真があります。大きな笑みを浮かべ、大学のキャンパスを自転車で走りまわっている写真です。「人生とは自転車に乗るようなものだ。転倒しないためには走りつづけなければならない」とは、アインシュタインの名言です。いきいきと活力の炎を燃やしつづけるには、学びのスイッチを入れ、その状態を維持する方法を学ぶことが欠かせません。

脳は新たな挑戦や学びを好むことがわかってきましたが、それによってどれだけ脳が成長するかは、学びのスイッチをどれだけオンできるかにかかっているといえます。学びにはどんなものがあり、どのように活力に結びつき、どう日常生活にとりいれることができるかをまずは知ることです。

変化と活力をもたらす学びとは

「まず知り、そして学ぶ」とは、モーシェ・フェルデンクライス博士の言葉です。

近年、人それぞれに学び方のタイプがあることが知られるようになりました。大きく分けると、おもに視覚で学ぶ人（視覚優位）、聴覚で学ぶ人（聴覚優位）、体感覚で学ぶ人（体感覚優位）の三タイプです。もちろん、三つのうちのどれか一つだけを使う人はいませんが、自分の学びの傾向を知れば、効率のよい学習をすることができます。

私はこの類型のほかに、脳が情報を構成する方法に影響を与える学びの種別があることを、生徒へのレッスンをとおして知りました。それは「知識習得の学び」「技術習得の学び」「有機《オーガニ》的《ック》な学び」です。

「知識習得の学び」とは、新しい情報を獲得することです。たとえば、歴史的な出来事のあった年代を知ること。すでに知られていることを事実として受けとめ、将来も維持する目的のための学びです。この学びには、知識が失われたり、損なわれたりしないようにスタンダードを維持する門番のような役割があります。もちろん、新しい知識を生みだし、理解を深める役割もありますが、ここではただ情報を仕入れる学びを知識習得の学びということにします。

「技術を習得する学び」とは、水泳やゴルフをマスターしたり、新しい言語やソフトウェアの使い方を学んだりすることです。未知の体験をするため、本人は没頭し、変わります。自分に意識を向け、新しく学んでいることの影響に注意を向けることになります。たとえば、スキーを習うときは、まず基本を学びますが、初めての経験なので自分の身体の動きに注意を向け、恐れがあればそれを克服しなければなりません。これは個人的な学びです。もしも本人の能力や心身の特性、恐れといったものを考慮せずに学ぶなら、その活動はやがて活力の減退を招きかねません。人間を総体としてみない早期教育の弊害で、成長してから身体にトラブルを抱える音楽家がいます。初期の段階で学びのスイッチをオンにして総体的に学ぶなら、学びはより速く、深くなり、脳が受ける刺激によって大きな変化をとげ、活力をみなぎらせることができるのです。

「有機的《オーガニック》な学び」は、個人に変化をもたらす学びのことで、学びのスイッチがオンになっていなければ起こりえないものです。この学びを経験すると、意味のある変化をとげたことがわかります。外側だけでなく、自分の内側で何かが変わり、感じ方や行動が変わります。一瞬一瞬を特別な新しいものととらえる必要があります。動き方・感じ方だけでなく、思想や信条をふくめ、自分と周囲に何か新しいものが拓けてくるという意味で個人的な学びです。このとき脳は、通常とは質の違う働きをします。同じ経験をもたらすのではなく、スイッチが入り、新しいことを創造します。

有機的な学びをするときに感じる活力は、あなたがその瞬間と深く結びついていることによるものです。これは、それまでと違うものを期待することによってもたらされます。鎧《よろい》を捨て、新しい経験によって自分が変わっていくのです。

指揮者の挑戦——有機的な学びを追求する人

ボストン交響楽団の有名なマエストロ（指揮者）にレッスンをしたことがあります。マエストロは楽団の夏季音楽祭で指揮をすることになっていましたが、右肩を痛めていました。彼は私のレッスンに興味津々で、最初から質問をしてくれました。レッスンを始めるとすぐに没頭し、終了後には右腕と右肩が軽くなり、かつてなく楽に流れるように動かせると言いました。

その日の晩、彼のコンサートを聴きにいった私は凍りつきました。彼が左腕で指揮を始めたからです。右腕は下ろしたままです。思わず「なんてこと！」と口に出してしまいました。レッスンでマエストロの右腕を傷つけてしまったのではないかと思ったのです。私はマエストロが右腕を使うことを祈りましたが、左腕だけの指揮が続きました。

ところが、ついにマエストロが右腕を振り上げました。その瞬間、会場の空気が変わりました。マエストロの両腕はこのうえなく優美に、表情豊かに動いています。オーケストラも観客もいきいきしてきました。それはまさに体感できる変化で、私は背中がゾクゾクしました。

コンサート終了後、マエストロに右腕の具合を尋ねると、以前よりもずっとよくなったと答えてくれました。私は、左腕で指揮しはじめたのを見て動揺したことを伝えました。すると彼は、「ちょっと好奇心にかられて、左側も流れるように動くかどうかを試してみたかったのです」と言ったのです。

世界的な指揮者でありながら、彼は学ぼうとしていました。そして、経験したことをとりいれるチャンスを逃さずに、フルオーケストラと大勢の観客のまえでそれを実践したのです。好奇心、学ぶ意欲、リスクをとる勇気、完全に没頭する姿勢は、有機的な学びをする人の特徴です。

「有機的な学び」を示す絶好の例は、古代ギリシャのアルキメデスの逸話です。アルキメデスは王に命じられ、美しい装飾を施した王冠が純金であるかどうかを、壊さずに調べなければなりませんでした。彼はその方法を何日も考えていましたが、ある日、風呂に入ったとき、水が風呂のヘリからあふれ出るのを見て、「これだ！」と思いつきました。そして、王冠と同じ重さの純金の延べ棒を使って、どちらも水に沈め、比重の違いを確かめたのです。もし、王冠と純金の延べ棒の沈み方が違えば、王冠には異物が混入されていることになります。アルキメデスはこの発見をしたとき、風呂から裸で通りに飛びだし、大声で叫びまわったともいわれます。全身全霊で没頭したとき、大変な活力が生まれることを示すみごとな例です。

有機的な学びは、子どものころにはだれもが経験しています。注目してほしいのは、アルキメデスが答えを思いついたのは、学びのスイッチが入り、没頭の度合いが深い状態であったということです。

有機的な学びによって脳は、さらに新しい情報を求め、創りだします。同じ動きをするときには、無駄のない洗練された動きとなり、究極的には経験のありかたが変わります。

ニューロ・ムーブメント

動きのレッスン2

動きが自由になる経験

――脳に学ばせる

身体に動きを伝えるのは脳です。新しい情報がなければ、脳はいつもと同じことを命令します。古い情報が痛みや動きの制限をもたらしているのなら、脳に新しい情報を送る必要があります。痛みを軽くし、動きをよくするということとは、身体に力をかけるのではなく、脳に話しかけるのだということを体験してください。さあ、学びのスイッチをオンにしましょう。

準備

・10分間ほど集中できる時間を確保してください。背もたれのついたイス（浅く腰かけて足が床につく高さのもの）を用意します。

・動きやすい服装で。また、床を感じられるように靴は脱ぎます。

・2人1組で、指示を読む人と実践する人を交替しながら行なうとよいでしょう。どの動作も、無理なく楽にできる範囲で行なってください。

1

・イスに浅く腰かけ、両脚を骨盤の幅と同じくらい広げる。手は太ももの上におく。これを「もとの姿勢」と呼びます。

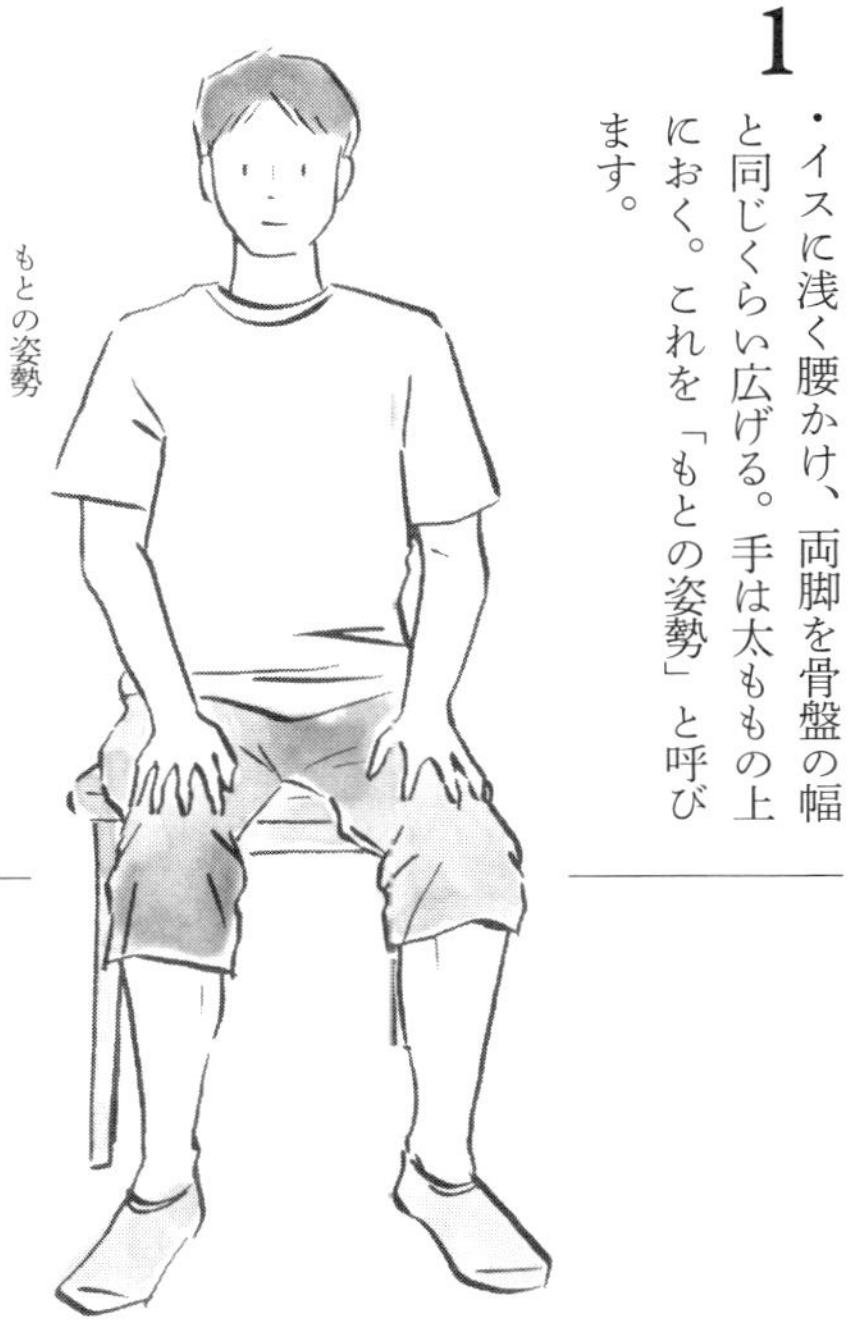

・頭を右に回し、右を見る。このとき、見えたところの目印を覚えておく。

・つぎに頭を左に回し、同じように目印を覚えておく。もとの姿勢に戻る。

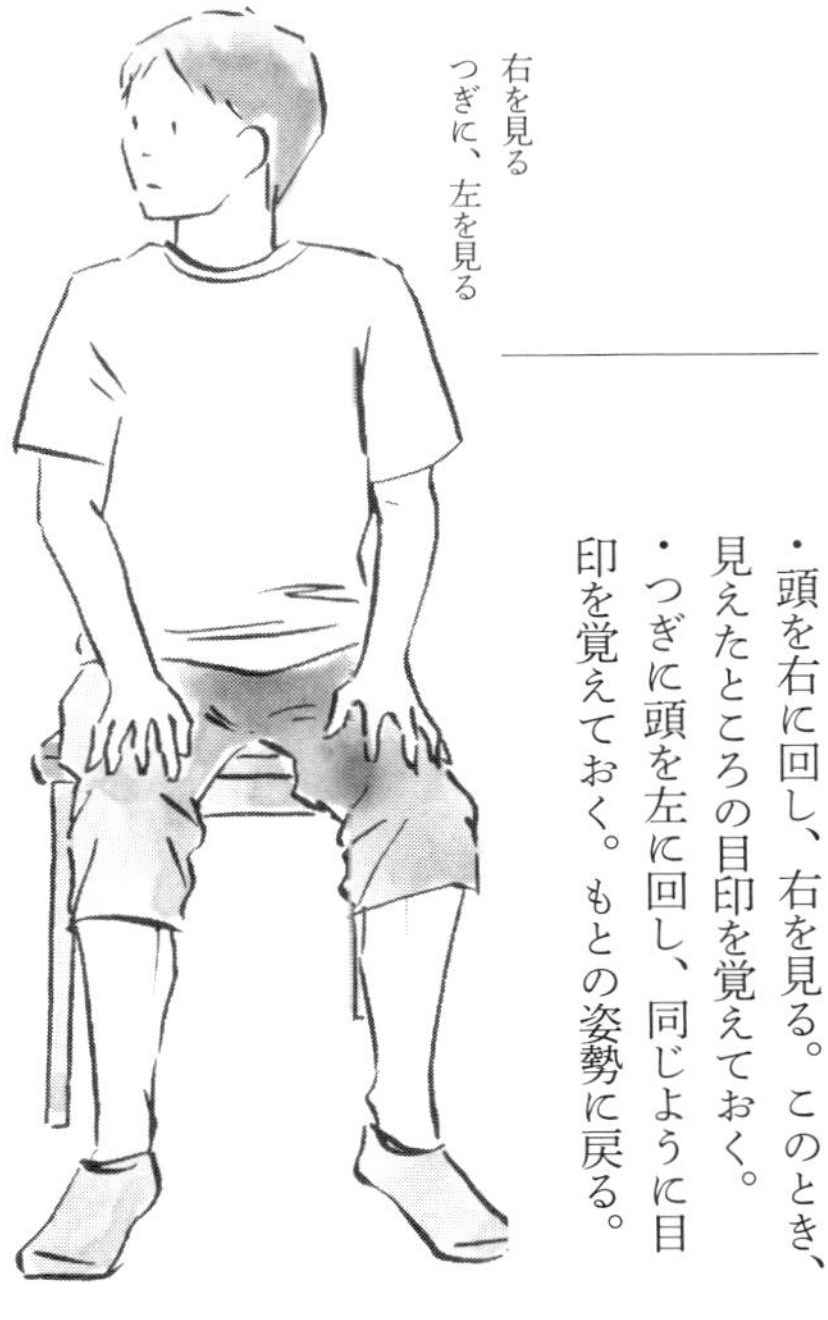

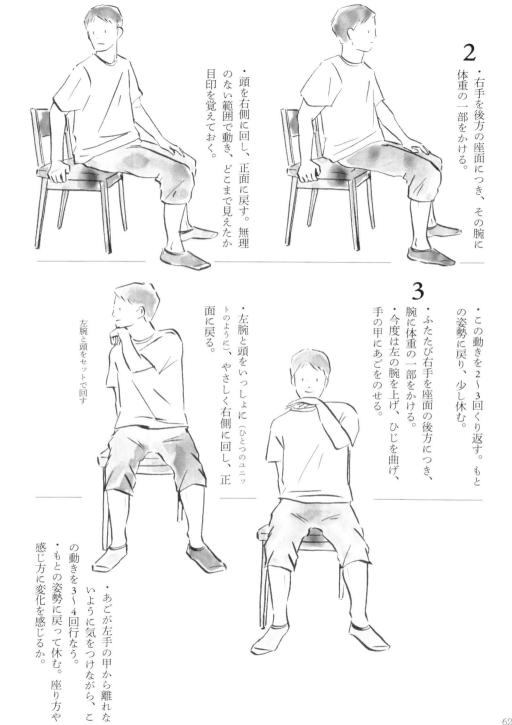

2

・右手を後方の座面につき、その腕に体重の一部をかける。

・頭を右側に回し、正面に戻す。無理のない範囲で動き、どこまで見えたか目印を覚えておく。

・この動きを2〜3回くり返す。もとの姿勢に戻り、少し休む。

3

・ふたたび右手を座面の後方につき、腕に体重の一部をかける。
・今度は左の腕を上げ、ひじを曲げ、手の甲にあごをのせる。

・左腕と頭をいっしょに（ひとつのユニットのように）、やさしく右側に回し、正面に戻る。

左腕と頭をセットで回す

・あごが左手の甲から離れないように気をつけながら、この動きを3〜4回行なう。
・もとの姿勢に戻って休む。座り方や感じ方に変化を感じるか。

4

・もう一度、左手の甲にあごを乗せたポーズをとる。
・ふたたび右回りにできるだけ動いたら、止まり、目だけをゆっくり右へ、左へと動かして左右を見る。快適にできる範囲で行なってください（以下同）。
・3〜4回くり返し、もとの姿勢に戻って休む。

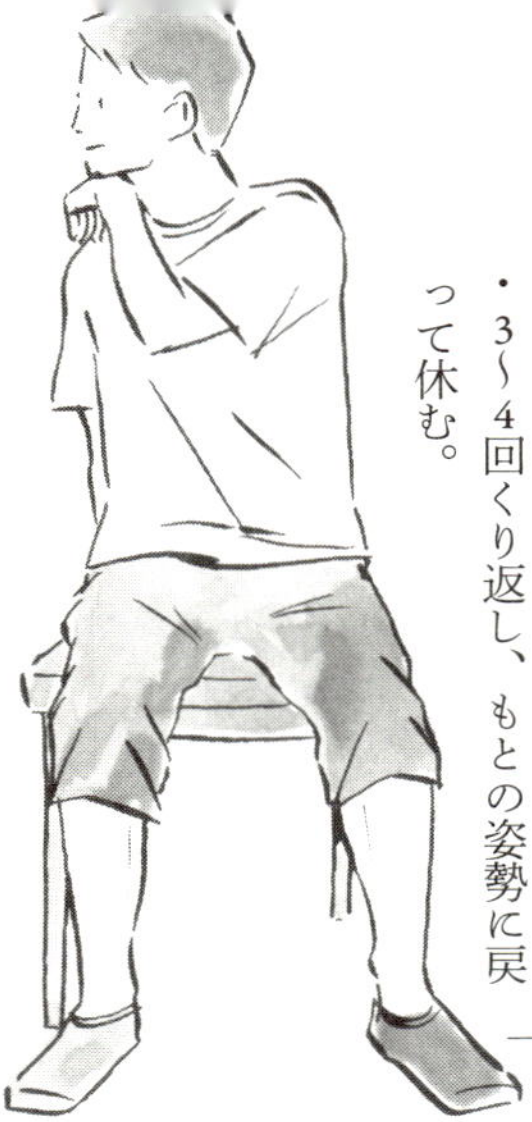

止まったら目だけ動かす

5

・つぎは、できるだけ右後ろまで回ったら、その姿勢のまま、左のお尻を3センチほど浮かす。
・お尻の上げ下げを3〜4回、くり返す。お尻の動きとともに、左側のあばら骨がたがいに近づいたり、離れたりするのを感じとる。
・もとの姿勢に戻る。右と左のお尻の感じが変わったか。

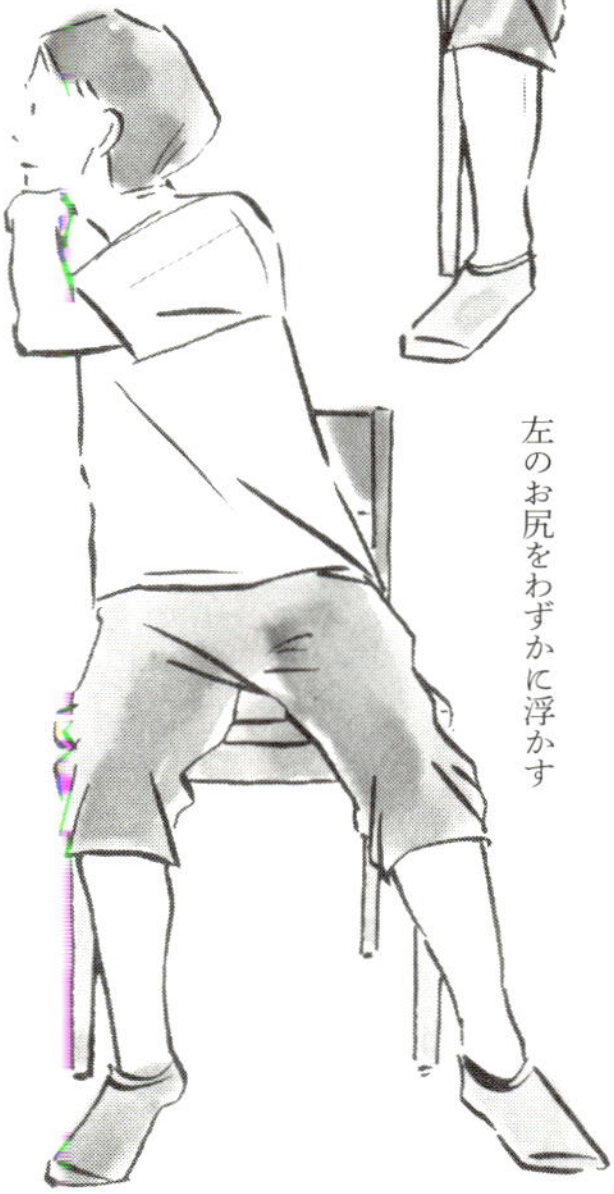

左のお尻をわずかに浮かす

6

・右腕を座面につき、左手は太ももの上において、頭を右側に回す。
・さきほどより首が楽に動くか。さらに遠くが見えるようになったか。

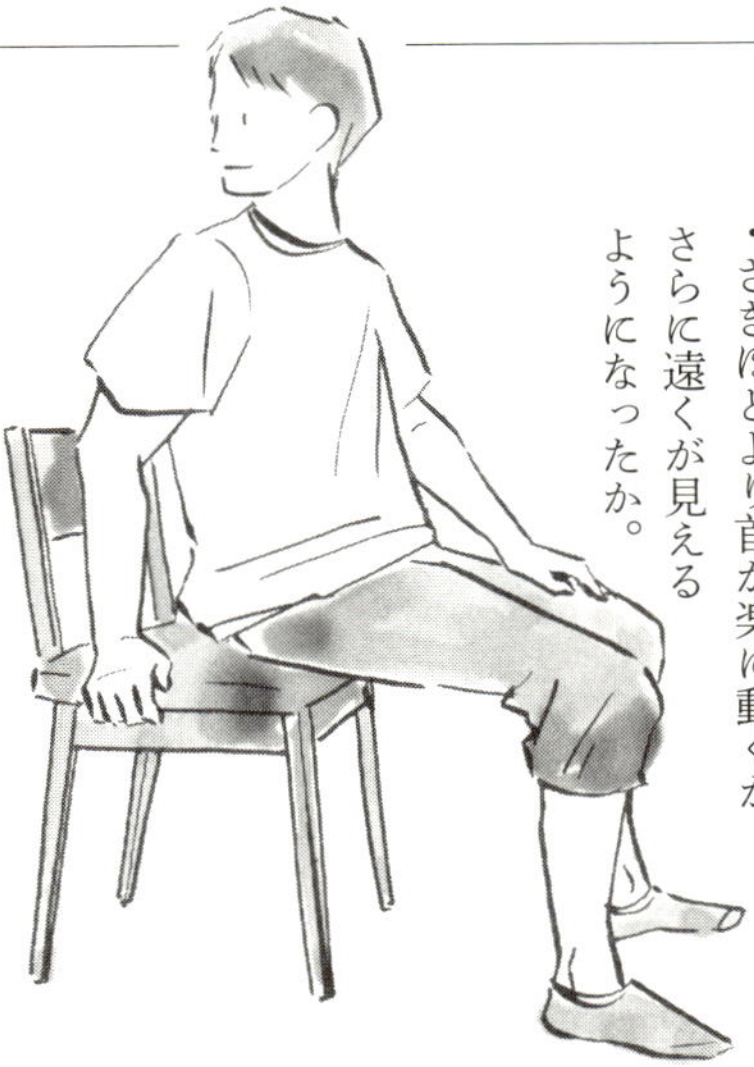

7

・もとの姿勢に戻る。両てのひらを下にして太ももの上におく。
・頭をやさしく右側に回し、つぎに左側に回す。右に回すほうが、左に回すよりも楽に動かせたか。

学びのスイッチが入ったときの力を体験できたでしょうか。日常生活で右側と左側の違いを感じてみます。左回りのレッスンをする場合は、少なくとも一時間ほどあけてから行なってください。

人はなぜフリーズするのか

学びのスイッチがオンになり、有機的な学びになじんできたら、何がスイッチをオフにするかを知っておくことです。

人間の経験とは、そう単純なものではありません。脳には旺盛な活力を生む機能がある一方で、これを減退させてしまう力も秘められています。人間がロボットのように感情を失ってしまうこともあります。人間の脳にはいまでも爬虫類の脳に相当する部分があり、それが行動に影響を与えています。研究からは、私たちが恐怖を感じるとき、この古い爬虫類の脳から脳全体に信号が送られ、戦うか逃げるかを選択することがわかっています。どちらも選択できないときは、フリーズ（動作を止めること）をします。危険が去るまで知らないふりをするのは、生存のための戦略です。戦うか、逃げるか、フリーズするか、この三つのどの戦略を選んだとしても、そのようなときは解決策を見つけだす力が失われています。

私たちはフリーズすることに長けています。職場の上司に怒りを感じても、ケンカをしたり、逃げだしたりすれば、職を失います。家族とも同様で、ケンカも、家から逃げることも、行きすぎると深刻な事態を招きます。フリーズすることがもっとも社会的に容認される方法だというわけです。

しかし、フリーズの代償は高くつきます。まず、活力が消えてしまいます。そして感覚が鈍るだけでなく、ほかの刺激に対する反応のスイッチもオフになります。「わかった。言われたことだけやる。それ以上はやらない」となり、恐怖心から、探究も発明もできなくなります。これは、有機的な学びとはほど遠い状態です。まさに、学びのスイッチをオフにするということです。

一般的に、戦うか、逃げるか、フリーズするかで葛藤することをストレスといいます。ストレスを感じたことのない人はいないでしょう。とても不快で、背中・腰・肩・こぶしが硬く緊張し、呼吸は浅くなり、心臓の鼓動は速くなります。消化が悪くなり、頭痛がしたり、落ちこんだり、集中できなくなったりします。ストレスが蓄積すると、痛みや不快感は耐えがたくなり、病気をひき起こします。

そのようなとき、休暇をとったり、マッサージやストレス・マネジメントを学んだりすることで救われることもあるでしょう。ストレスの大きさを考えると、これらを簡単に否定すべきではありません。しかし、このような方法だけを頼りにストレスと向きあうとき、活力が失われてしまうことを忘れてはなりません。*The Truth about Stress*（ストレスの真実）の著者、アンジェラ・パットモアは、ストレスをどう扱うかで私たちは元気にもなれば、死んだようにもなると説明しています。パットモアによれば、（薬物を用いる）ストレス・マネジメントによって対応力が失われ、臆病になり、新しい挑戦をしなくなる傾向があるといい、一方、ストレスを上手に扱うなら、能力と情報の幅が広がり、人生の困難に立ち向かえるようになるといいます。

何がスイッチをオフにするのか

あなたはどんなときに、学びのスイッチがオフになりますか？

私は、いくつかの共通した場面で、人びとのスイッチがオフになることを観察してきました。

まず、焦っているとき。それから、これしか方法がないと思いこんでいるときや、決まりきったやり方で何かを学ぼうとしているとき。また、バカにされたときや、不向きと言われて自分には無理だと思っているとき、自分自身や他人を非難しているときもオフになります。トラウマや虐待、ネグレクトによっても、自尊心が失われ、新しい情報をとりこむ力が損なわれます。活力を高めたいと思う分野で、あなたは最近、何か新しいことを学びましたか？　学んでいない人が多いかもしれません。あなたの学びのスイッチをオフにさせた信条や、過去の経験を思い出してください。恐れ、非難、恥の意識、耳に入ってきた否定的な意見、過去の失敗……、これらはスイッチをオフにする要因です。

幸いなことに、人間の脳はいつでも学びのスイッチをオンにする準備ができています。オンにしたい分野が定まったら、あなたに必要なことは、心を決め、学びを再開することなのです。

ニューロ・ムーブメント
思考と行動のレッスン２・３

学びのスイッチをオンにする技術

有機的な学びについて知り、過去の経験を呼び覚ますだけでも、学びのスイッチをオンにすることはできますが、それだけでなく、自分の意思でスイッチをオンにする力を磨くことが可能です。その能力を獲得すれば、これからの日々を活力に満ちて過ごすことができます。

手はじめに毎日五分か十分、つぎのステップを実践してみてください。学びのスイッチを自分でオンにする能力は、自転車の乗り方を覚えたり、パートナーとの会話力を磨いたり、スキーの技術を高めたりするのと同じように、毎日、鍛えられるということを念頭においてください。

1　自分でスイッチをオンにできることを知る

日々、学びのスイッチを入れ、有機的な学びを通じて活力を得ることは可能です。疑う気持ちがあれば、イギリスの陸上選手、ロジャー・バニスターを思い出してください。一九五四年、ロンドンのトラックで一マイル（一六〇九メートル）を三分五十九秒四で走り、世界初の記録をうち立てた選手です。科学者は、人間が四分を切ることはできないと「証明」していましたが、バニスターがこれをうち破るとほかのランナーもつぎつぎと続き、いまでは高校生でも彼の記録を破るランナーが現れています。

2　心のなかに学びが生まれる部屋をイメージする

あなたの心にはたくさんの部屋があると想像してください。ほとんどの部屋は、日々習慣的に考えていることや感じていることでいっぱいになっています。そこに一部屋だけ、あなたが足を踏み入れると、そのたびにパッと明かりがつく部屋があると想像してください。その部屋に入ると好奇心がわき、新しい発見があり、周囲の世界をいつもと違うように経験し、新しい発想が浮かびます。

まず、部屋をはっきりとイメージします。壁の色と床の材質を決め、インテリアを配置してください。窓も忘れずにつけます。部屋ができたら、その部屋で行なう日常の活動を選びます。何かを変えたいとき、向上させたいときも、その部屋に入ります。学びのスイッチが入ったときの感覚に慣れてくると、この部屋をイメージするだけで、すぐに有機的な学びのモードに入ることができます。

3 意図的になる

あなたにとって大切で、スイッチをオンにして探究できる分野を選んでください。子どもとのやりとり、職場でのメモのとり方、お金に対する考え方、毎日のウォーキングの方法など、なんでもかまいません。選んだテーマに取り組むとき、学びのスイッチをオンにしようと意図してください。正否や善悪の判断をせず、ただ好奇心と関心を向けてください。入ってくる情報を使って何かしようとする意思も手放します。一日に数分間、この練習をすればするほど、変化を経験できるようになるはずです。

野外を歩くときにもとりいれてみてください。野の花に注目すると、色鮮やかに目に映ることでしょう。外気が肌に心地よく感じられるかもしれません。香りも強く感じられ、初めて見る形状に気づき、花の存在そのものを奇跡と感じるかもしれません。

対人関係においては、まったく知らなかった相手の側面に気づき、同時に自分自身についても発見があるかもしれません。これらはすべて、学びのスイッチが入り、有機的な学びをしていることを示しています。

4　自分自身に好奇心をもつ

レジャーでも勉強でもなんでもかまわないのですが、何かをしているとき、そのことが自分の感情・身体・知性・精神にどのように影響を与えているか、注意を払ってみてください。その行為はあなただけの特別なものになります。

テレビドラマの主人公に感動したなら、その理由を考えてみます。主人公のリーダーシップにひかれていると思ったら、どうすればその憧れの人物像を日常生活にとりいれることができるかを考えます。小説の主人公が夫婦の関係を改善できたのなら、それを生活にとりいれるのです。学びのスイッチがオンのときにあなたが見ること、考えること、感じることはすべて、あなたの役に立ちます。それはあなたがした発見であり、あなたにだけ意味をもつ大切なものです。

5　主体性を認識する

自分が主人公となって人生を味わうときの方法に注意を向けます。学びのスイッチは勝手にオンになるわけではありません。自分で入れるものです。

子どもが活力にあふれているのは、無意識のうちに有機的な学びに没頭するからです。大人の場合は、主体的に学ぶとき、尽きることのないエネルギーが流れこみ、力がわいてきます。

発見と創造の扉をひらく

ここで私が思い出すのは、イギリスの有名な生物学者、ダーシー・トムソン（『生物のかたち』著者、東京大学出版会）のエピソードです。トムソンは大学の教授に亀の甲羅を見せられ、そこから何か発見するように言われました。彼は一日中、甲羅を見ていましたが、何もわかりません。翌日も翌々日も何もわかりません。ところが八日目、ついに、それまでだれも見たことのないものをその甲羅に見たのです。トムソンは、すべての生き物の形状と成長は物理と数学の法則にのっとっているとひらめいたのでした。この発見で、生物の進化の研究にまったく新しい道が拓けました。

トムソンの例は有機的な学びの最たるものといえるでしょう。このエピソードからは、脳を働くままに委ね、新しい情報の使い方を決めないとき、発見に至ることがあるのだとわかります。「新しいことを発見する」という意図に集中したことが、発見の引き金になったのです。アインシュタインが創造的作業について述べた「組み合わせ遊び」は、シチューのように情報を混ぜてしまうことです。そのようにすると、さまざまな味が融けあい、新しい結びつきが生まれ、予期しないものができあがります。

学びのスイッチを自分でオンにする能力が高まると、気持ちが軽くなり、自由で、力がみなぎってくるのを感じるはずです。自分に対する認識も変わります。新しいドアを開け、新しい世界に入っていくような感覚です。脳のなかで無数の細胞が火花を散らし、新しい活力で満たされるのです。

スコア
まったくない――1点
ときどきある――3点
よくある――5点

スコアの合計
24〜35点――高い
15〜23点――普通
1〜14点――低い

Q

学びのスイッチをオンにしていますか？

1 家庭や職場で、どんな仕事でも興味深く喜んでこなすことができる。

2 テレビや映画を観ているとき、会話しているとき、ネットや読書をしているとき、自分の考えや物事がどのように動いているかに興味をもつことが多い。

3 故郷や再訪する国など、なじみのある場所を訪れるとき、新しいものを発見する。

4 運動をするとき、あれこれ試して、よい方法を見つけることが多い。

5 周囲の人とのコミュニケーションのとり方を探究し、新しい方法を見つけることが好きだ。

6 知識や考え方が広がることは興味深くうれしいことだと思い、自分と異なる意見を歓迎する。

7 性生活において、相手とより深くつながって親密になれる新しい方法に興味がある。

7つのうち、もっとも点数が低かった項目について、どのようにすれば改善できるかを考えてみてください。設問そのものもヒントになります。

エッセンス

3

Subtlety
-Experience the Power of Gentleness

力をぬいて わずかな違いに気づく

——微かな力で

微妙にしてはかりがたい、この根源的な大元は、すべてを生じる門である。

——老子

カーレースや登山のような危険をともなう行為に挑戦する人は、「いま」を強烈に生きています。いまを生きるということは、一瞬一瞬を敏感に受けとめ、わずかな違いを感知するということです。わずかな違いに気づかず、うまく反応できなければ大惨事につながってしまいますから。

スポーツ選手や英雄的な行ないをする人に魅了される人は多いでしょう。彼らはエネルギッシュでカリスマ性があり、どんな状況にあっても創造力を発揮し、みごとに切りぬけます。私たちが英雄を称賛するのは、彼らのなかに自分の姿を認め、心の奥底で自分もそのようになれるかもしれないと思っているからです。心理学者の分析によると、人は自分にない資質や能力を称賛することはできないそうです。

映画を観たり、物語を読んだりして心が熱くなったときは、自分も主人公と同じように行動したことがあったのか、思い出してみてください。目の前の出来事に完全に没頭し、最高の対応ができたときのことを、だれもがひとつは思い出すのではないでしょうか。それが時速三百キロを超えるカーレースほど劇的なものではなかったとしても、大切なのは、あなたがその瞬間を全身全霊で生きたという体験です。

「力をぬいてわずかな違いに気づく」と、日常のなかで「いま、この瞬間」に存在し、活力を味わうことができます。刺激を求めてバンジージャンプやスカイダイビングに挑む必要はありません。人間の脳——ひいては心・身体・魂——は、いつでも活力を高められるようにできています。

最小限の力で最大の成果を

優美《エレガンス》であるとは、自分の内と外で起こっている出来事を感じとることができるということです。優美さは、離れわざをやってのける武道家や、短い言葉で人びとの心をとらえるリーダーにみることができます。鳥のように軽やかに踊るダンサーも、美しい女性をひと筆で表現するピカソのような芸術家も同様です。人生とダンスをするために欠かせないのがエレガンスであり、そのように生きるとき、私たちは活力を得ることができます。

勇士の優美さと対照的なのは、力まかせに掃除機をかける、とある女性です。力いっぱい押しては引き、壁や家具にぶつけます。家具に傷がつくのはいうまでもなく、掃除機の本体までもが傷だらけです。このままでは本人がケガをする恐れすらあります。そのように力を入れても、掃除機を効率よく扱うことはできません。

力を過剰に使うと、エネルギーを消耗します。心身に過度な負担がかかり、苦痛なだけでなく、ケガや病気につながることさえあります。身体、精神、あるいは感情に余分な力を使うと、感じる力が弱まり、目の前のことをしっかり体験することができません。苦痛や限界を感じるようになり、疲れはててしまいます。ところが、力をぬくと、自分の動きに敏感になり、繊細な違いに気づくようになります。力がぬけると、自分の内と外で起きていることにエレガントに反応し、心身の使い方を細やかに調整し、最小限の努力で目的を達成できるようになります。

ニューロ・ムーブメント 動きのレッスン3

賢く動く

——わずかな力で大きな効果を

身体がうまく動かないときは、力を入れてストレッチしようとする人が多いと思いますが、このレッスンは、力をぬくことによって動きが改善されるというものです。違いを実感してください。

準備
10分〜15分、電話などに邪魔されずに集中できる時間をつくります。床にマットを敷くなどして、平らなスペースを確保してください。

1

・平らな場所に仰向けに寝る。

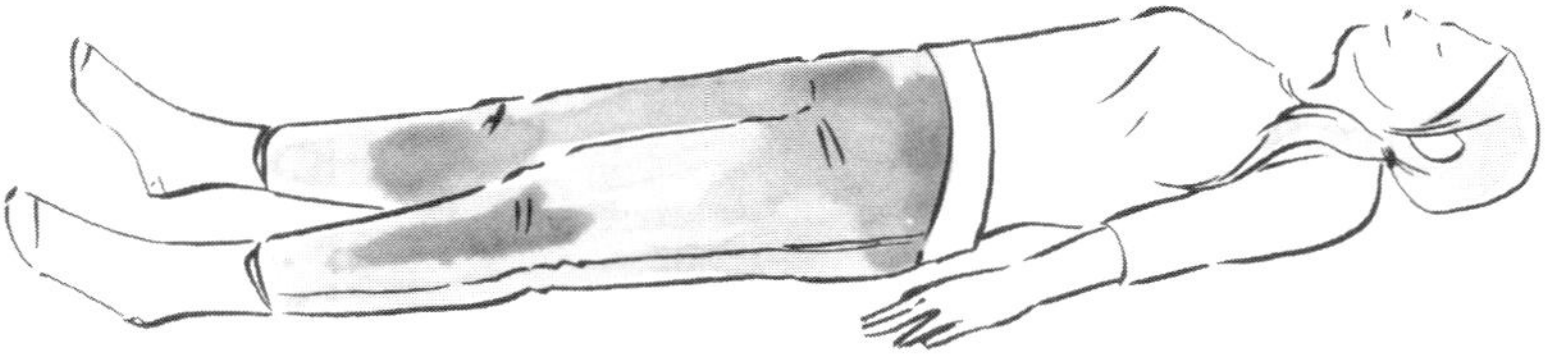

2

・両ひざを立て、足の裏を床につける。
左右の脚は30センチほど離す。

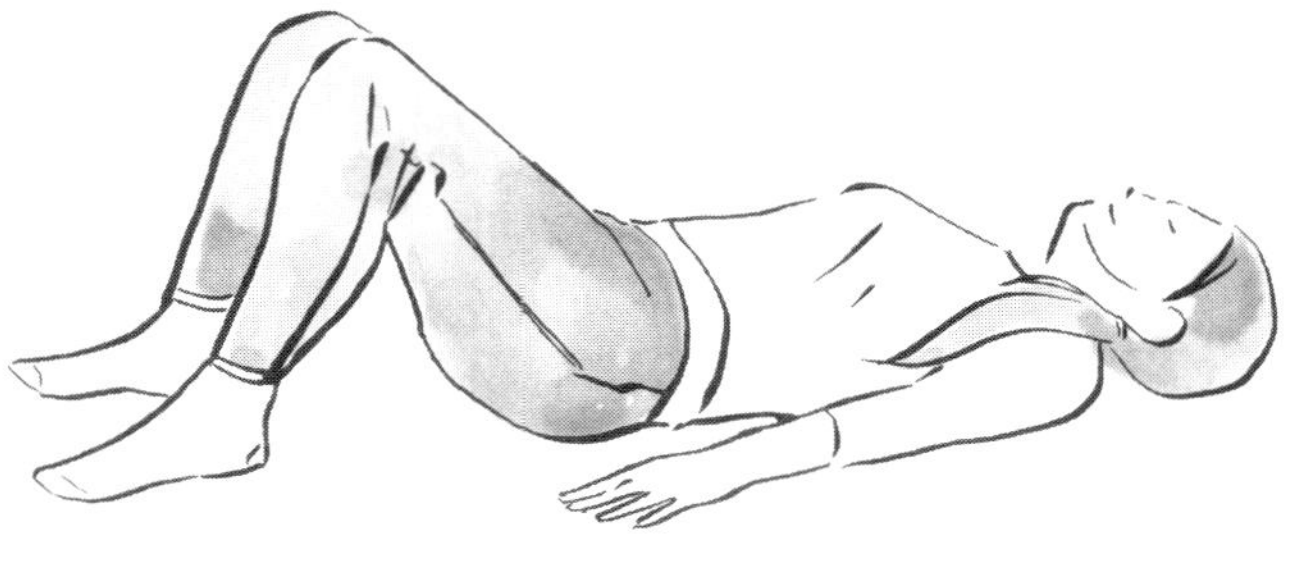

3

・右脚を上にして、脚を組む。

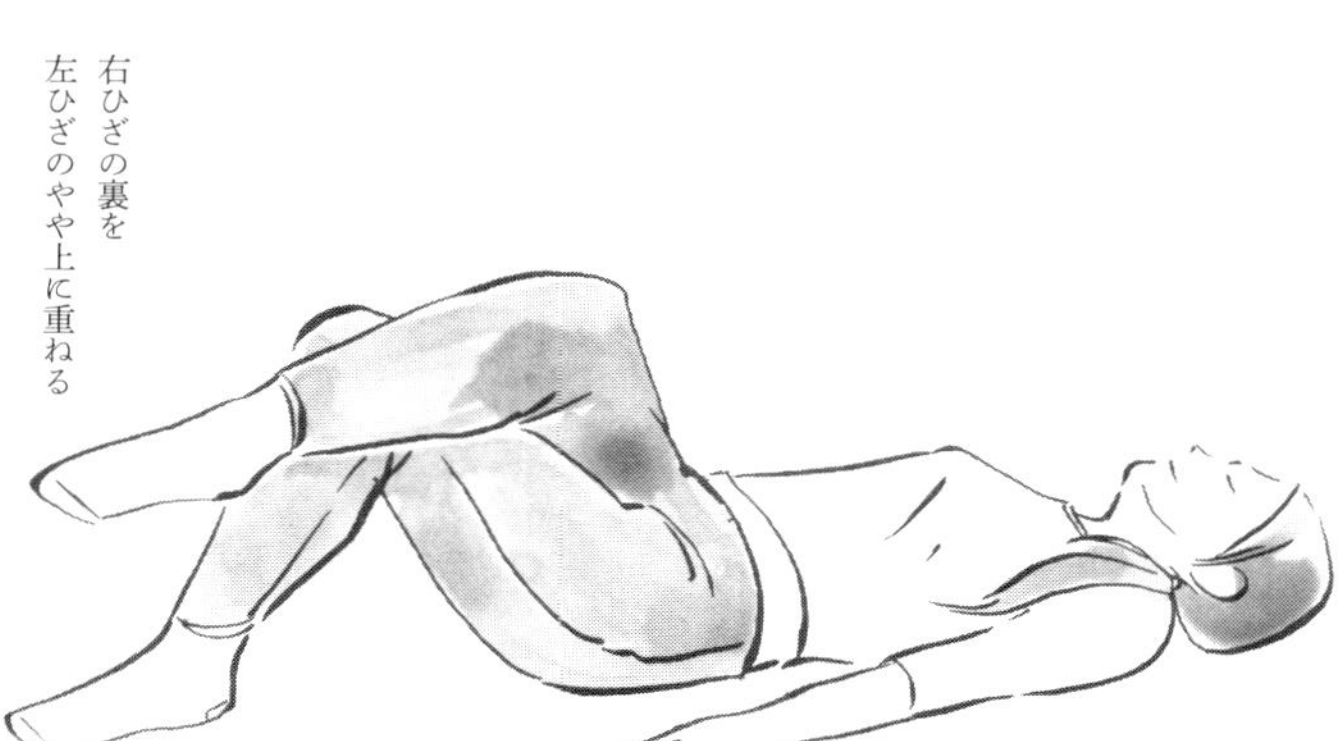

4

・脚を組んだまま、右側に倒していく。力を加えず、脚の重みで床に近づいていくように。
・もとの位置に戻す（脚は組んだまま）。
・この動作を3〜4回くり返す。
・力を入れずに床にどのくらい近づいたかを感じとる。

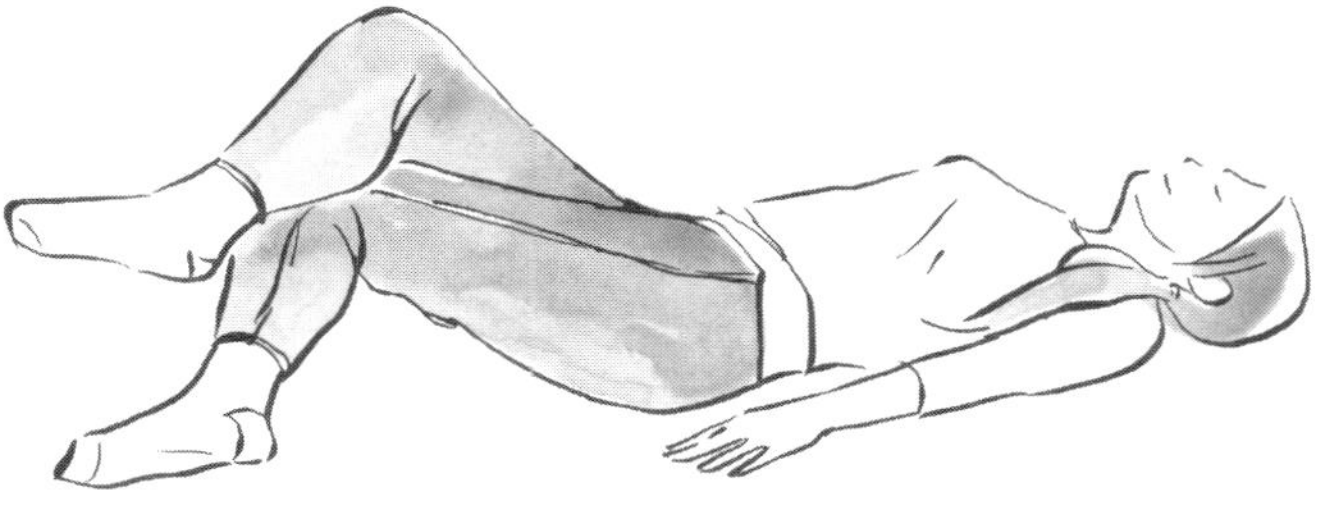

5

・いま行なった4の動作を、力を入れて行なってみる。身体を傷めないように無理はしない。
・このストレッチを1〜2回行なったあと、ふたたび、力を入れずに同じ動作を行なう。

さきほどと比べ、動きが改善されたか。おそらく改善されていないだろう。

・あと数回は、できるかぎりやさしく行なうこと。無理をせず、快適な範囲で動く。力を加えたときよりも目覚ましい結果がでるかどうかに注目してください。

6

・脚をほどいて伸ばし、仰向けのまま休む。

7

・両ひざを立て、手の指を組んで頭の後ろにおく。

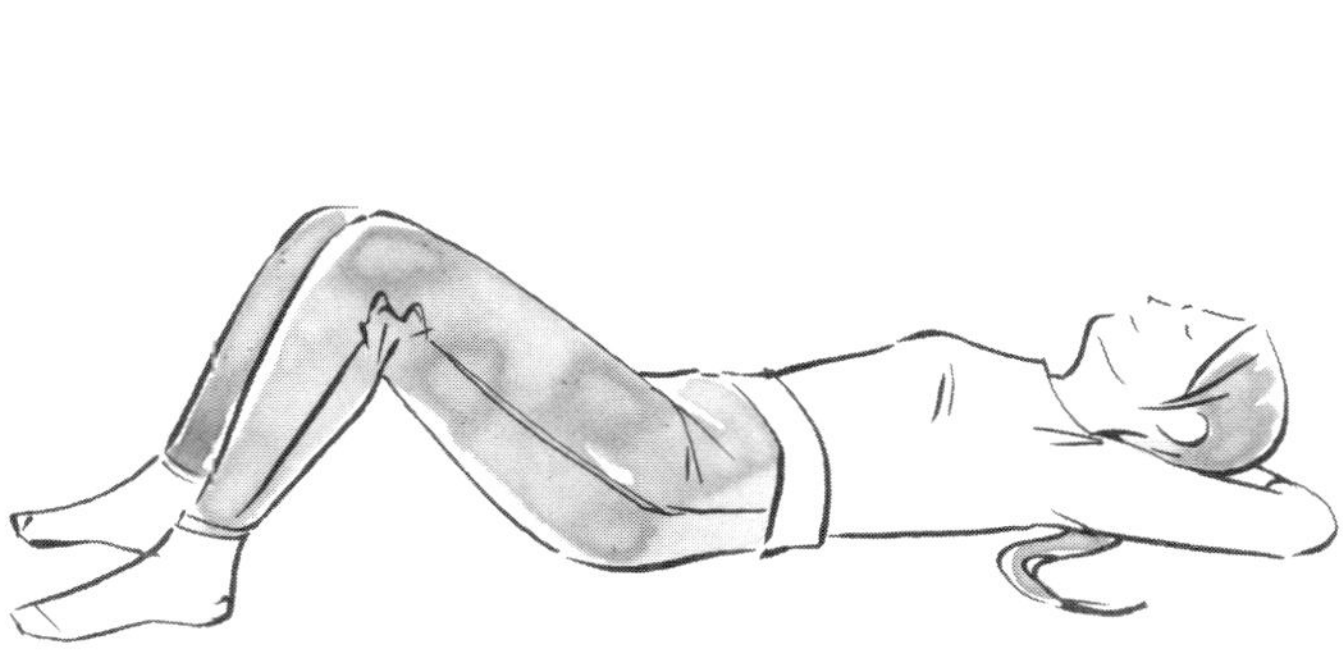

・手の力を借りて、左右のひじを近づけながら、無理のないていどに頭を持ち上げる（腹筋運動ではありません）。

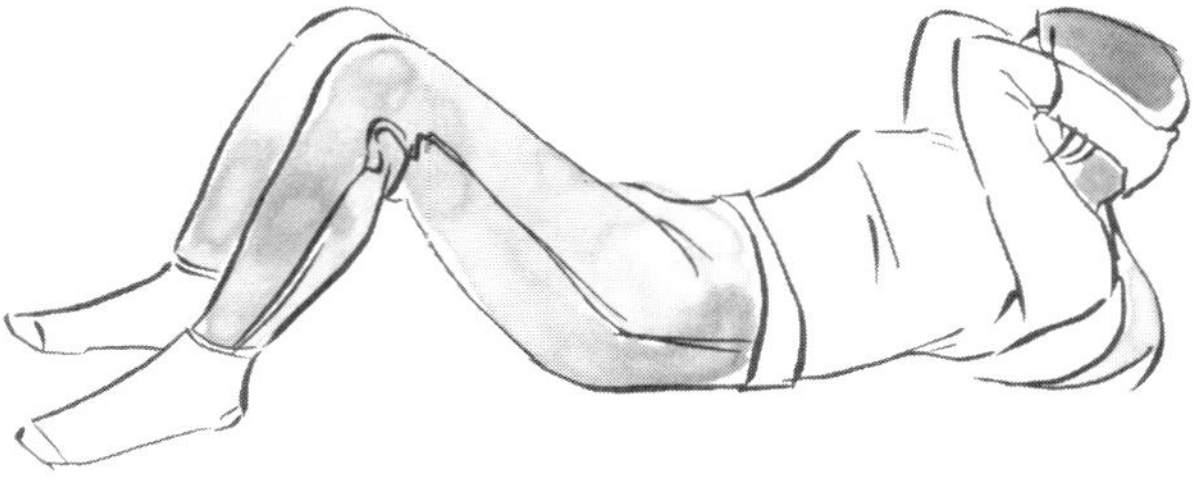

・頭を下ろし、両ひじを広げる。

・この動作を4～5回、とてもやさしく行なう。

・肋骨が動くのを感じるか。胸部は柔らかくなったか。

8

・少し休む。仰向けに寝た状態で、身体の変化を感じてみる。

9

・ひざを立て、最初と同じく、右脚を上に組む。

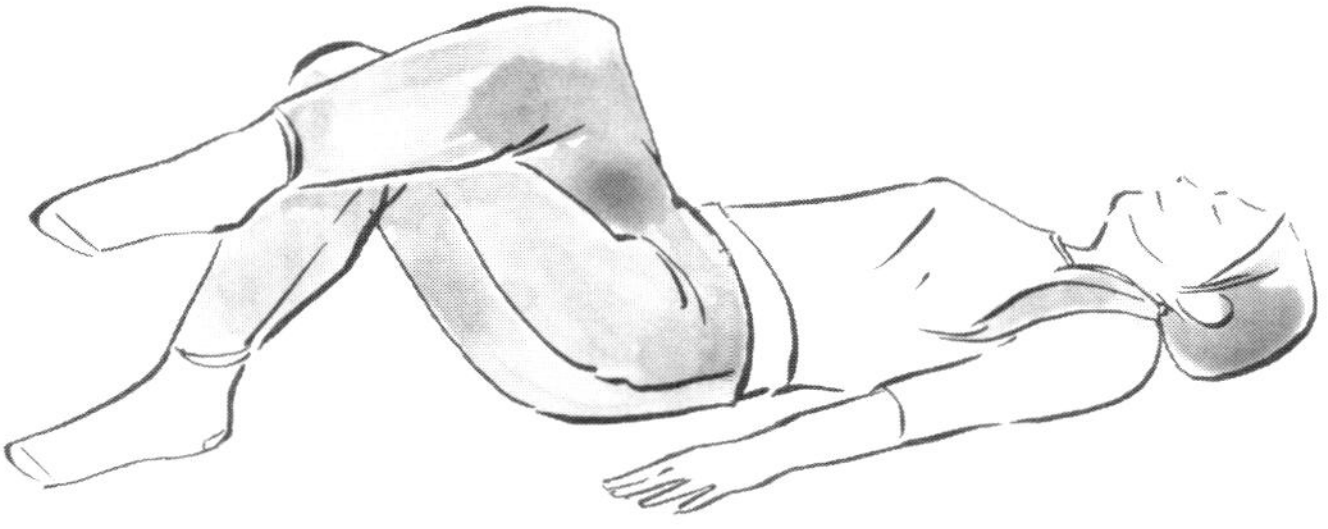

・頭の後ろに、指を組んだ手をおき、力を入れずに脚を右に倒していく。

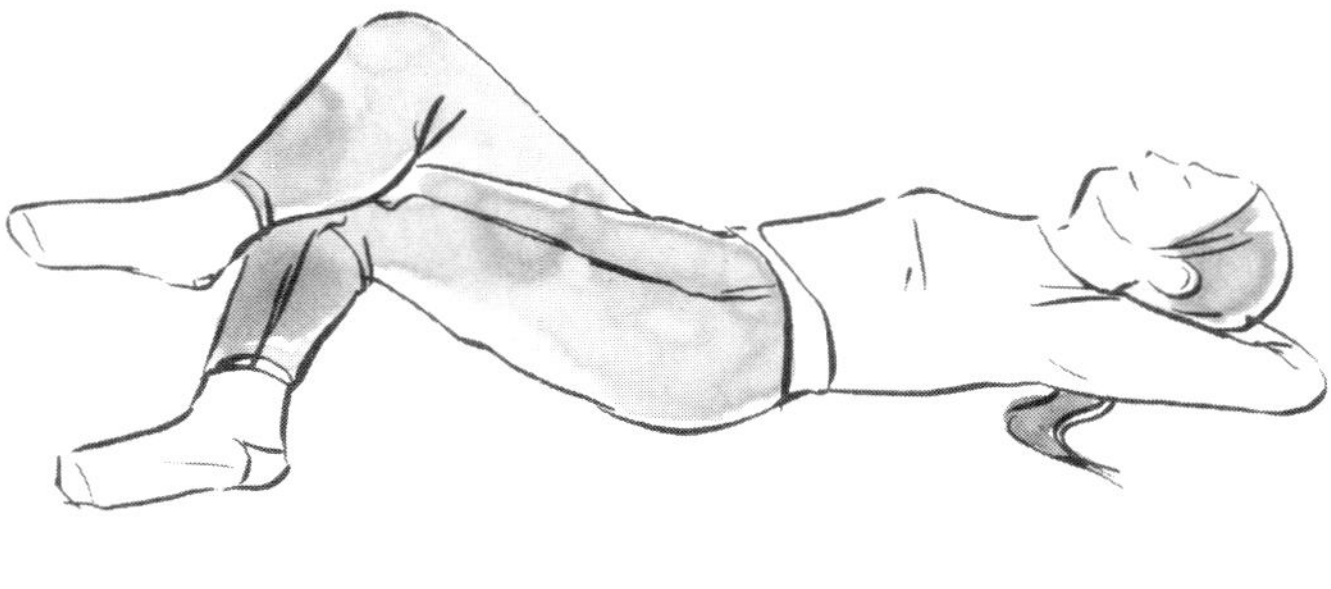

・脚が右側に倒れた状態で、さきほどと同じように頭を持ち上げ、そして下ろす。

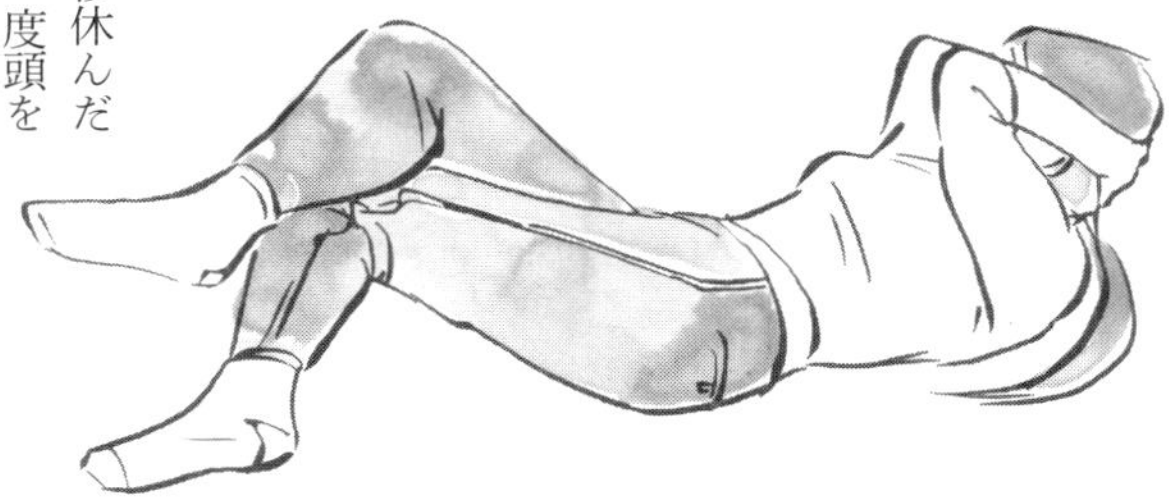

・1～2秒休んだら、もう一度頭を上げる。

・この動作をやさしく4～5回くり返す。そのあと脚をほどき、少し休む。

10

・落ち着いたら、もういちど右脚を上にして脚を組み、右側に脚を傾ける。

・さきほどよりも足が床に近づいたか。楽に動くことができたか。

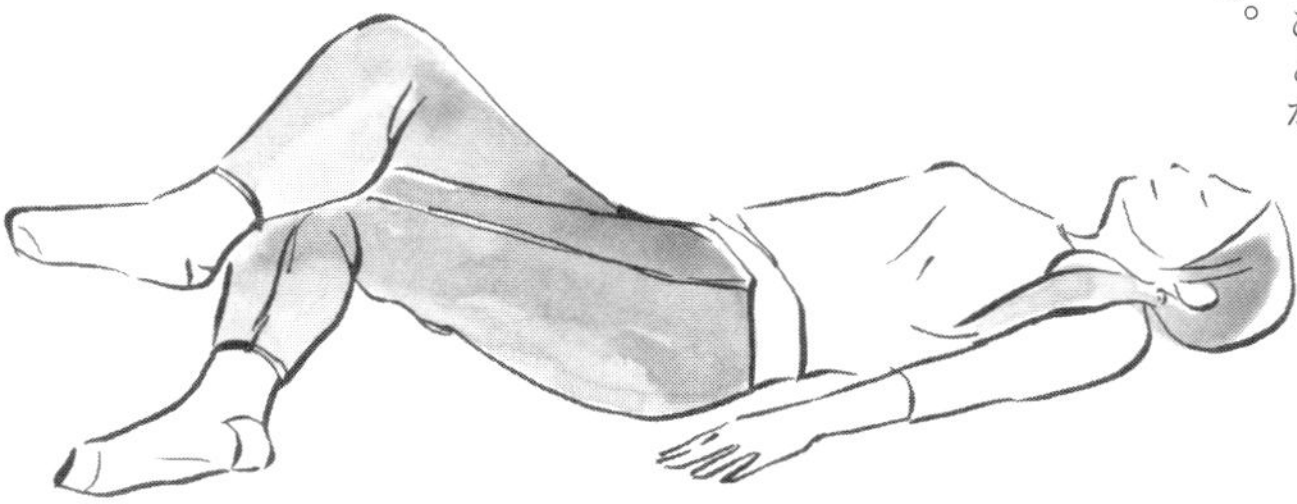

11

・脚を伸ばして休み、どのように感じるかを確かめる。右脚が左脚と違うように感じるか。長く感じるか。右脚のほうが軽くなったか。

12

・すべての動きを左側でも同じように行なう。

力を入れてストレッチするときとの違いを体感できたでしょうか。

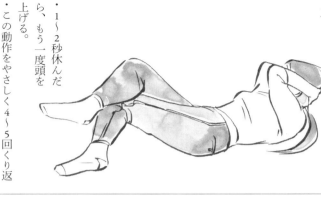

力をぬくと活力が目覚める

だれにでも、力まかせに掃除機をかける先ほどの女性のようなところがあります。多くの人が、「痛みなくして成長はない」「成功したければ必死にがんばれ」といったスローガンのもとで育ったのではないでしょうか。力を入れ、必死にがんばって何かに成功した経験があると、そのような考え方は強化されます。

初めてジグソーパズルをする子どもを観察してみてください。パズルのピースをうまくはめることができない子どもは、力いっぱい枠に押しこみます。そして、ピースがはまると達成感を覚え、力を使うとうまくいく！　と思うのです。そのとき、この子どもは、ピースがはまったのは偶然であることに気づいていません。もしも力をぬいて取り組んでいれば、自分が何をしているかに気づき、一つひとつのピースの形をよく見てはめることができたはずです。

私たちに、この子どものような状態から始まり、成長するにつれて力をぬくことを覚え、繊細な動きを簡単にこなせるようになり、洗練されていきます。一方、力を使うことでうまくいった場合は、その経験が脳に刻まれ、修正するチャンスが訪れるまで力を入れつづけます。

大人になっても、力を入れすぎてしまうことはあります。私たちは、過分な力を使わなくても結果を出せるということになかなか気づかないものです。ビンのふたが固く締まっていれば、歯を食いしばり、息を止め、顔をゆがめて開けようとします。外国人に道を教えるときには、声のトーンを上げ、速く話したりします。愛する人と口論になると、行きづまりを打開できるとでもいうように感情的になって大声を出します。

しかし、力をぬいて必要な力だけを使うと、目の前のことにしっかり対応できるようになるものです。感覚が研ぎ澄まされ、タッチする指が敏感になります。必死だったときには聴こえなかった音が聴こえ、わずかな違いが見えはじめ、色彩は目に鮮やかに映ります。自分の身体・筋肉・骨格が、はっきりと感じられてきます。力をぬくと、いまを生きることができ、活力が目覚めます。

ニューロ・ムーブメント

思考と行動のレッスン3・1

見える目、聴こえる耳、感じる心

なにかと手を焼く相手はいませんか？　感情的になってしまうのはどんな場面ですか？　子どもの宿題を手伝うとき、家事の分担についてパートナーと話すとき、あるいは友人や同僚と向きあうとき、難しさを感じることはありませんか？

うまくいかない相手と向きあっているところを想像してください。その場面であなたがいつも体験する感情を呼び起こします。つぎに、その感情を和らげてみます。和らいだ感情のなかでひと休みしたら、ふたたび感情を高めます。それをしばらく味わってから、再度、和らげます。このように、感情の激しさを強めたり、弱めたりすることを四、五回、くり返してみてください。

頭のなかでリハーサルをしたら、実生活にとりいれます。感情面の力をぬくと相手に寄りそうことができ、相手が何を言いたいかがわかるようになります。

新しい考えや解決策がひらめき、それまでとは違った行動をとることができます。相手は気が楽になり、あなたに対して身構えることもなくなるでしょう。

力をぬいて繊細になると、他者との距離が近くなります。

わずかな差異に気づくこと

活力は、わずかな違いを識別できる脳の力と深く結びついています。わずかな違いに気づくことに注意を向けるだけでも、ふいに活力が目覚め、大きな変化が起こることがあります。脳は、わずかな違いを感じとると、新しい情報を生みだします。入ってくる刺激の大部分が以前と同じか、脳が同じものだと受けとめるのなら、私たちは違いに気づかず、新しい何かが生まれることもありません。

先日、窓の外を見ると、中年のカップルが歩いているのが目に入りました。女性は毎日、この付近を散歩しているので見覚えがありました。足どりも軽く、散歩を楽しんでいる様子です。一方、この日、初めて目にした連れの男性は、歩き方がぎこちなく、一歩一歩に力が入っていました。カーブのある緩やかな下り坂に入ったとき、とつぜん男性がつまずき、とっさに女性が支えました。

私はこの光景を見て、つまずいた男性は、ほとんどの時間を室内で過ごしているのだろうと思いました。いつも平らな床の上を歩くだけで、歩行に関わる新しい情報が入ってこなければ、脳は新しい動きを生みだすこともなく、しだいに固まっていきます。

起伏のある通りは平坦な床とは違うため、この男性は必死になって歩いていたのでしょう。見知らぬ状況に直面すると、だれしも必要以上に力を入れてしまうものです。男性は歩くことに多大な力を使っていたため、地面の変化を感じとることができませんでした。足が地面から受けた刺激は脳に送られていましたが、歩くための努力が大きいために気づかれなかったのです。脳が歩道の変化を認識できず、適切に対応できなかったため、つまずいたというわけです。

楽しそうに歩いていた連れの女性は、坂道となんなく折りあいをつけ、男性に手をさしのべることさえできました。さらにこの直後、女性は生垣のバラに足を止め、香りにうっとりしていました。バラに気づいただけでなく、それを楽しむチャンスを逃さなかったのです。一方の男性はまるで義務であるかのように歩き、女性がバラを観賞しているあいだも落ち着かない様子で待っていました。

痛みのサインを見逃すな——悪循環を断ちきる

建設会社に勤務する土木技師のゲーリーは、二十代、三十代を活動的に過ごしましたが、四十代になって老けこんできたと感じたため、運動を再開することにしました。

内容はウエイト・リフティング、険しい山登り、長時間の散歩です。これは、彼がフットボール選手だった高校時代、シーズン本番に向けた調整として行なっていたもので、ゲーリーは大変な力を使ってこのメニューをこなしました。痛みのサインはありました。しかし、過剰な力を使っているため、脳はわずかな変化に気づかず、動きを修正することができません。力を入れて運動すればするほど、身体は硬くなり、背中の痛みが増していきました。彼はかつてないほど活力の衰えを感じるようになり、加齢が原因だと考えました。

私はゲーリーの話を聞き、彼の立ち方・座り方・歩き方を確認すると、「しばらくはリフティングの重量を下げ、険しい坂を上らないように」と伝えました。信じられないという表情のゲーリーに、妻と楽しく散歩ができる公園でも見つけるように言いました。すると彼は、「身体を強くするためには多少の痛みはガマンするものだと学んできた」と反論しました。

レッスンではまず、立ったまま前屈して手の先を床につける動きをしました。ゲーリーはひざまでしか手が届きません。弾みをつけようとしたので、すぐにやめさせ、力のぬき方を教えました。すると、手はすねまで届くようになりました。彼にとっては、力を入れることが必要だという思いこみを変えることが、運動の仕方を変えることと同じくらい難しいことでした。

一週間もするとゲーリーは、身体の変化を感じはじめました。散歩を楽しむようになり、いつのまにか、夫婦の散歩の距離は二倍に伸びていました。リフティングについては、軽量のバーベルを使って背中の上手な使い方を感じとれるようになってから、少しずつ重量を上げていきました。すると背中の痛みもコリも消え、エネルギーがわいてきたということでした。そして、何年も放置していた家まわりの手入れをほぼ終えただけでなく、過去十年間でいまが一番若々しく、活力がみなぎるのを感じていると報告してくれました。力をぬいて運動するようになり、ゲーリーは身体に強さとしなやかさをとりもどし、活力の高まりを感じるようになりました。

百年以上前、ドイツの生理学者、エルンスト・ウェーバーは、刺激に対する感受性は、ベースにある刺激が大きくなるほど鈍ることを明らかにしました。

重さ一キロほどの本を手に取り、てのひらにのせます。本の重みが、ベースとなる刺激だと考えてください。この本の上にペンを一本おいてみても、本を支えている筋肉や関節からの感覚が強すぎるため、ペンの重さを感じないはずです。脳が違いを感知できないのです。ところが、本のかわりに三十グラムほどの手紙を手にのせ、その上に先ほどのペンを置くと、脳は重さにしっかり気づきます。

ゲーリーの場合、過剰な力で運動をしていたために、身体に起きている小さな変化を感じとることができず、痛みと疲れの原因であるお決まりの動作をくり返すというパターンから抜けだせなくなっていました。ところが、力をぬくことを学ぶと身体のわずかなサインに気づくようになり、それに導かれて動きが変わり、痛みは消えました。繊細な違いに気づくようになった脳が、効率的に動きを組み立てるようになり、エネルギーを無駄にすることなく人生を前向きにとらえるようになったのです。

ニューロ・ムーブメント 思考と行動のレッスン3・2

逆転の発想
――力を減らして上達する

スポーツやエクササイズで改善したいと思う動きを練習するとき、力を九〇%減らしてみてください（つまり一〇%の力だけ使って）。また、最初は道具を使わずに行ないましょう。

テニスなら、ラケットを使わずにサーブの練習をします。ウエイト・トレーニングなら、バーベルを使いません。奇妙な感じがしても気にしないこと。できるかぎり小さな力で何回か練習をしてから道具を使うようにし、変化や改善があるかどうかを観察します。

力をぬいてわずかな違いに気づくと、「いま」を生きることができます。そのとき脳は、新しい情報を獲得し、より効果的な動きを組み立てるようになります。

単純でおおざっぱな感情がイライラを生む

身体だけでなく、精神も悪循環に陥ることがあります。

子どもの感情は直接的で激しく、未分化です。アイスクリームをもらえると幸せ、取り上げられるとこの世の終わりという具合です。人間の感情は、闇から光を見つけるように分化していきます。私たちは好きか嫌いか、楽しいかつまらないか、といった極端な二分化から、細やかに感情を分化させていきます。感情を分化させるためには、感情に向ける力をぬき、いま何が起こっているかを感じとるチャンスが必要です。子ども時代はもちろん、大人になってからも感情の力をぬくチャンスが十分になければ、ジェットコースターのような感情の起伏をひんぱんに味わい、精神的に苦しい人生を歩むことになりかねません。

いきいきできるのは、幅広い感情をもつことができるからです。それは、愛と憎しみ、喜びと悲しみといった感情のあいだに、微妙なニュアンスを感じとるということです。表現力が乏しく、感情が未分化で極端なまま成人すると、ふだんからイライラしたり、疲れたり、行きづまったりします。そのような状態で活力を感じることは、まずありません。それだけでなく、過剰な力を使うことによる悪循環に陥ることが少なくありません。もめごとはエスカレートし、パートナーとの関係をあきらめたり、愛されたいがために苦しみつづけたりします。力をぬき、繊細で豊かな感情の世界を広げることができなければ、人生をだいなしにしてしまいます。

活力とは、どれだけ「いま・ここ」に存在し、豊かな感情を味わえるかということでもあるのです。

メンタルコントロールと身体の関係

三十二歳のカーラは、大学の運営に携わるタフな女性です。テニスの練習でひざに痛みを抱え、レッスンを受けにきました。最初に私が気づいたことは、つぎのテニスのトーナメントに出場できないことへの彼女の嘆きがあまりに大きいことでした。話を聞くと、力を入れすぎて練習をしたため、ひざを故障したことがわかりました。カーラはテニスだけでなく、何もかもを極端に行なうようでした。必要以上に大きな声で速くしゃべり、小柄なのに人を押しのけて歩くといった具合で、身体の動きはなめらかではなく、力まかせでした。

レッスンを開始すると、カーラはゆっくり動き、感覚が豊かになり、動きを洗練させていきました。試合に備えて激しいトレーニングをやめられないという悪循環を断ちきると、ひざの痛みも消えました。数回目のレッスンのとき、彼女は、テニスクラブの人たちから対戦相手になることを嫌がられていると話してくれました。負けるのが嫌なのでコートで大声で叫んだり、地団太を踏んだり、ときにはラケットを叩きつけることさえあるからだということでした。そのような自分を恥ずかしく思い、疲れはてて最悪の気分だった、もっと友だちがほしかった、と言いました。

カーラは身体の力をぬくことができるようになったので、感情面でも脱力をとりいれてみることにしました。試合で負けて怒りの感情がわいたときのことを思い出すように言いました。すると、彼女の息づかいが変わり、筋肉が硬くなるのがわかりました。続けて、もっと怒ったときのことを思い出すようにと指示すると、彼女は怒ってラケットを壊したときのことを思い出しました。さらに激しく怒ったときのことを思い出すように言いました。カーラがそのときのことを思い出したとき、私は彼女に、怒りにもレベルがあり、それぞれに身体の反応が違うことを教えました。そして、怒りのレベルを少し下げるように言い、上げたり下げたりすることをくり返しました。

このレッスンを終えたとき、カーラはうれしそうな面持ちでした。自分の感情に選択肢があり、尊厳を手に入れることができると生まれてはじめて感じたそうです。繊細な感情をもちはじめると、極端な気分は和らぎ、同僚や友人とのつきあいも楽になりました。彼女は心身ともに変化したことで、負傷、イライラ、恥の意識という悪循環を断ちきり、活力の好循環に入ることができました。

子どもには、感情を分化させることによる成長のチャンスが必要ですが、そのような成長は大人になっても必要なはずです。自分や他者のこまやかな感情の違いに気づけるようになればなるほど、創造的に愛情をもって「いま」と向きあえるようになります。感情面でも日々、過剰な力をぬくチャンスを見つけましょう。そのようにすると、自分の感情に気づき、深く感じとることができるようになります。

知性に栄養を与えるために

力まかせでむきだしのおおざっぱな感情は、おおざっぱな思考や信条、あるいは偏見となって表れます。

「いまの若者は責任感がない」「敵か味方かはっきりしろ」「アメリカ人はフレンドリーだ」「日本人はまじめだ」といった、もの言いを考えてみてください。極端に単純化した物事のとらえ方であり、偏見や長年の思いこみを反映しているのではないでしょうか。これは、活力ある脳の柔軟で豊かな働きではなく、思考停止に陥っている例といえるでしょう。

思考とは、創造力がかたちになったものです。事物の関係性を発見し、いままでなかったものを創りだすことです。人は精神面でよけいな力を使うと、荒っぽい紋切り型の考えをもつようになり、視野がひじょうに狭くなります。本物の知性を身につけるには、より繊細な違いを脳が識別する力を発達させる必要があります。そうしてはじめて私たちは、「いま・この瞬間」によりよく対応でき、より複雑な関係性をつくりだし、より大きな自由を手に入れることができます。

ニューロ・ムーブメント

思考と行動のレッスン3・3

知性をのばせ

——硬直モードからエレガンスへ

「いつも」「ぜったい」「すべて」「男はみんな」「女はだれだって」と思ったとき、「毎回言うけれど」「これが正しいやり方」「ほら、また！」などと言いそうになったときは、立ちどまり、本当にそうなのか、自分に問いかけてくださ い。そのような考え方を、もっと豊かでいきいきした可能性で満たすようにしてみましょう。

これまでに、あなたの信念と異なる行動をとる人はいませんでしたか？自分の信条と正反対のことを経験したことはありませんか？

思い浮かばなければ、数分間、自分の考えを反対の立場から検証してみてください。

繊細さこそが、究極の直観力を生みだす

一九五〇年のモナコグランプリで優勝したファン・マヌエル・ファンジオは、その日のレースでトンネルを出るとき、いつもなら加速するところを、なぜかブレーキを踏みました。彼の位置からは何も見えなかったのですが、そのとき、トンネルを抜けた先のカーブでは多重追突事故が発生していました。

ファンジオは当初、自分がなぜブレーキを踏んだのか、わかりませんでした。しかし、数日後、夢のなかにそのシーンが登場し、理由がわかったといいます。彼は人気レーサーだったので、トンネルから出るときにはファンの声援が待っているのがつねでした。ところが、その日はいつもと違い、観客の視線が先のカーブに注がれていました。彼の脳は、わずかな違いをとらえ、何か変だと気づき、アクセルではなくブレーキを踏んだのです。

このような「直観力」は人の能力を超えた現象ととらえられがちですが、私の経験では、自分がもっとも精通し、繊細さをもちあわせている分野で発揮されるようです。広範な知識と可能性への扉を開けてくれるのは、「わずかな違いを知る」ということです。繊細な違いに気づき、識別するためには、力をぬくことが必要です。

細かい違いに気づく力がつけばつくほど、私たちはいまを生きるようになります。人生の瞬間、瞬間と豊かにつながるとき、活力はもっとも高まります。

スコア
まったくない――1点
ときどきある――3点
よくある――5点

スコアの合計
24～35点――高い
15～23点――普通
1～14点――低い

Q

力をぬいて感じとっていますか？
「微かな力」を使えていますか？

1 苦しまなければ何かを得られないという信念に、疑問を感じることが多い。
2 身体を動かしているとき、難しさを感じたら無理をしない。
3 意見があわず、争いになりそうなときは、感情の力をぬき、相手が何を伝えようとしているかを聞き、感じ、見るようにする。
4 自分が同じ考えに固執していると感じるときは、いったんその考えを引っこめ、新しい見方を模索する。
5 激しい努力をやめて「いま・ここ」に存在するとき、心地よさや喜びをおぼえる。
6 行きづまるといったん休み、力をぬき、自分の創造性を引きだすように努める。
7 パートナーとの官能的な体験を深めるために、タッチをやさしくしたいと思っている。

7つのうち、もっとも点数が低かった項目について、どのようにすれば改善できるかを考えてみてください。設問そのものもヒントになります。

エッセンス 4

Variation
-Enjoy Abundant Possibilities

バリエーションをとりいれる
——豊かな可能性

もしも願いがかなうなら、富も権力もいらない。ほしいのは、可能性を感じる熱い心と、可能性をみる若く情熱的な眼だ。

——セーレン・キルケゴール

フェルデンクライス博士がエルサレムからテル・アビブに列車で旅をしたときのことです。向かいの席の男性が、新聞を上下逆さにして広げていました。目で活字を追い、ときどきうなずいているこの男性は、明らかに新聞を読んでいる様子でした。博士は好奇心にかられて質問しました。

「あなたは新聞を読んでいるのですか」。男性は「もちろんです」と答えました。博士はひとこと断って、彼の新聞を一八〇度回転させると、「これが正しい向きですよ」と言いました。男性はお礼を言ったものの困惑気味だったそうです。そこで博士は、どこでそのような読み方を覚えたのかを聞いてみました。男性はとても貧しい環境で育ち、通った学校には教室に聖書が一冊あるだけで、その聖書を教室の真ん中におき、子どもたちは円陣になって自分のいる位置から読んだと教えてくれたそうです。子どもたちは、上からでも、下からでも、斜めからでも読めるようになるというわけです。

この話を私の父にしたところ、その男性はイエメン出身に違いないと言います。イエメンの小さな村の子どもたちは読む能力がずばぬけてすぐれており、どの角度からでも自在に読むという話をしてくれました。

私は、脳が本来もつ力を物語るこのエピソードが大好きです。人間の脳の驚くべき力を示すとともに、「9つの大事なこと《エッセンス》」の「バリエーション」について教えてくれます。

ニューロ・ムーブメント

思考と行動のレッスン4・1

上下逆さまから読む

バリエーションの実験として、本書を上下逆さ、横、斜めにして読んでみましょう。ときどきそのようにして、すぐに慣れるかどうかを試してください。いつもの読み方に戻ったとき、予想外の変化があればメモをとっておきます。

バリエーションが脳に情報をもたらす

脳は、成長を続けなければ衰えます。この衰えは、硬さ、痛み、失望、憂鬱感、消極的な生き方を好む傾向など、活力の喪失につながるあらゆることがきっかけで始まります。

しかし、ありがたいことに人間の脳は、バリエーションを歓迎し、年齢や状態に関係なく新しい回路をつないでいくことができます。肺に空気が欠かせないように、脳にはバリエーションによってもたらされる新しい情報が欠かせません。

バリエーションがなければ、私たちは限界や行きづまりを感じるようになります。子どもと遊ぶために外に出る気がしないといったささいなことは、その兆候かもしれません。退屈をおぼえることもあれば、気分がふさぐこともあります。バリエーションがなければ、私たちは精彩を失い、身体も感情も思考も固まっていくのです。

バリエーションをもつことの重要性について、ひじょうに興味深い実験があります。

脳科学者のチームが、成人ラットを四つのグループに分け、それぞれに違う活動をさせ、運動が脳にもたらす変化を調べました。

第一の「強制的な運動」グループは、一日六十分間、トレッドミルに乗せられます。

第二の「自発的な運動」グループは、ケージ内の回転輪で自発的に運動をします。

第三の「アクロバット」グループは、複雑な障害物のあるコースを進みます。

第四の「ケージポテト（監禁）」グループは、運動の機会がありません。

研究チームがラットの脳の血管密度などを測定し、神経細胞のシナプスの数を導きだしたところ、神経細胞ひとつにつきシナプスの数がもっとも増えたのは、「アクロバット」グループのラットでした。脳が成長を続けるためには、バリエーションが欠かせないことがわかります。

遅すぎるということはない

健康な子どもは単純な動きひとつにしても、すぐにやり方をあれこれと変えます。一歳の赤ちゃんがベッドの柵につかまって、立ったりしゃがんだりしているとき、赤ちゃんのひざの動きは少しずつ変わります。右に曲げたり、左に曲げたり、片方のひざを内に倒したり、外に倒したり。立つときも、足の裏をぴったりマットに付けることもあれば、側面に重心をかけることも、つま先立ちになることもあります。このようにバリエーションを試すとき、脳に新しい情報がどっと流れこみます。選択肢となるたくさんの情報が脳に入ると、そこから、立ったり、歩いたりする能力を獲得していけるのです。

大人の脳も、子どもの脳と同じようにバリエーションに反応するようにできています。何歳になっても、脳はバリエーションによって活性化します。脳神経学者のマイケル・マーゼニックはつぎのように述べています。

「大人の脳は、静的というよりダイナミックなものであるとわかりはじめたばかりだ。脳は一生のあいだ、経験を通じてつくられ、つくりなおされていく」

ゴルフのスウィングにバリエーションを

ジルの夫はゴルフが大好きで、暇さえあればコースに出ていました。運動が苦手なジルは、「ゴルフ未亡人」にならないようにレッスンプロについて練習を始めましたが、苦戦し、私に助けを求めてきました。

ジルにゴルフクラブを握ってスウィングをしてもらうと、ひと目で身体が硬くなっているのがわかりました。しがみつくようにクラブを握っています。そのフォームがコーチに教わった「正しいやり方」だということでした。

そこで私は、ゴルフを少しでも知っている人が見たら何を間違ったことをしているのだとあきれるような動きをとりいれ、バリエーションにあふれたレッスンをしました。素振りをするのにクラブを片手で握る。握る手を左右入れ替える。クラブをスウィングしたら逆方向にも振り、頭も逆方向に回す。床に仰向けになり、クラブを天井に向けて振る。背中を丸めて振る。背中をそらせて振る。振ったクラブを宙に飛ばすこともしました。

ふたたびコーチからレッスンを受けたとき、ジルは目をみはるほど上達していました。これは、動きにバリエーションを与えたことで、スウィングを上手にするための情報が脳に送りこまれたからです。ジルはいまでは一人前のゴルファーとして、どんなコースでも夫といっしょに回ることができます。

脳はバリエーションを新しい情報として活用します。何かを習得したいときや技術にさらに磨きをかけたいときは、バリエーションをとりいれることが上達のカギを握っています。

運動技能とは、動きの課題を解決する能力である

バリエーションを「くり返しとは反対の概念」ととらえてください。「正しい」やり方を真似しようと反復するのではなく、バリエーションを経験するとき、脳は選び、答えを見つけ、発達します。バリエーションによって脳の神経細胞をつなぐシナプスが増えると、神経回路の数が増え、新しいことを学び、新たな状況にすばやく適応できる力が高まります。

運動科学の先駆者だったロシアのニコライ・A・ベルンシュテインは、「運動技能とは脳のどこかに刻まれている動きの公式ではない。それは動きの課題を解決する能力であり、さまざまなバリエーションのなかから答えを見つけだす能力だ」と述べました。このことは私たちの身体だけでなく、感情・知性・精神についても当てはまります。

バリエーションをとりいれるということは魔法を使うようなもので、すぐに新しい可能性が開けてきます。バリエーションをたくさんとりいれると、経験が豊かにふくらみ、強さとしなやかさが育ちます。頭・心・身体が若々しくなるのです。

ニューロ・ムーブメント

動きのレッスン4・1

バリエーションが柔軟性を高める

立ったまま前屈をしようとするとき、何度やっても、床に手が届かない人は多いでしょう。では、バリエーションをとりいれるとどうなるか、試してみましょう。ストレッチではないので、力は入れません。バリエーションによって若さとしなやかさへの扉が開くことを体感してください。

1

・足を適度に開いて立つ。
・楽にできる範囲で身体を前に曲げ、手を足先に向けて下ろしていく。
・指の先がどこまで届いたかを覚えておき、身体を起こす。

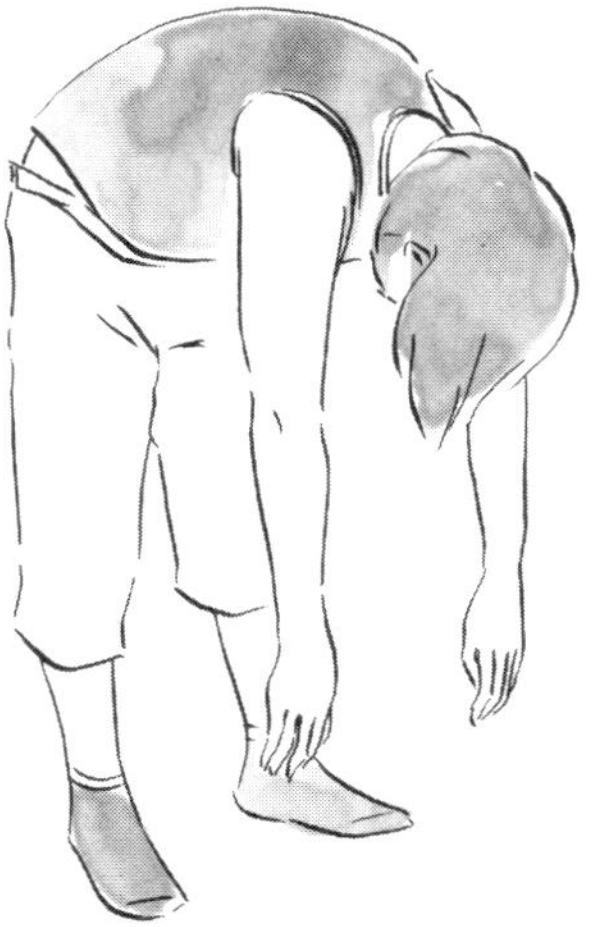

＊ここから先の動作はいずれも、足は適度に開いた状態で行ないます。

2

・ひざを軽く曲げる。右手と左手を、それぞれ、左右のひざの少し上におく。
・そのまま上半身の体重を、両手を通して脚にかけていく。

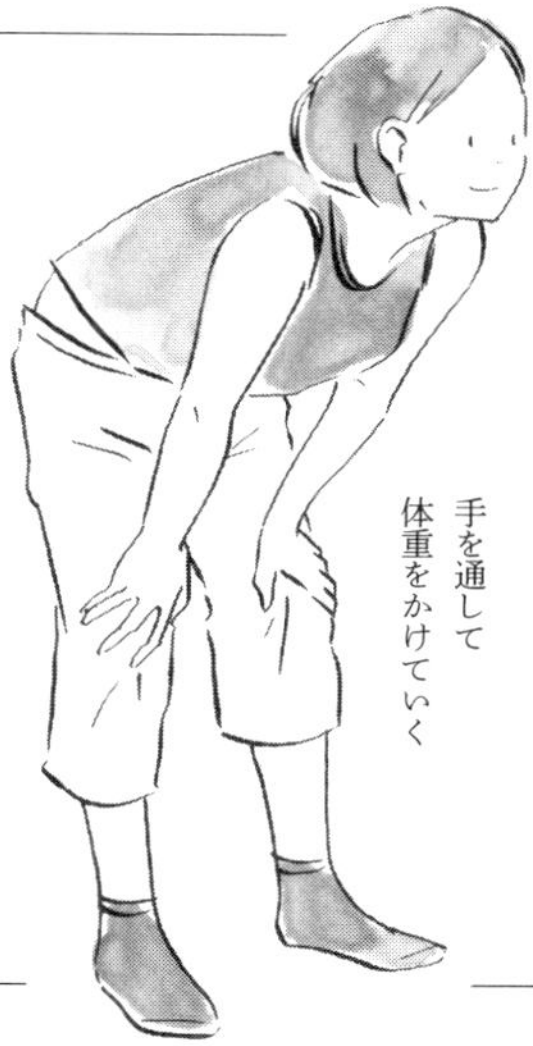
手を通して
体重をかけていく

・背中を丸めながらお腹を引っこめ、へそのあたりを見る。

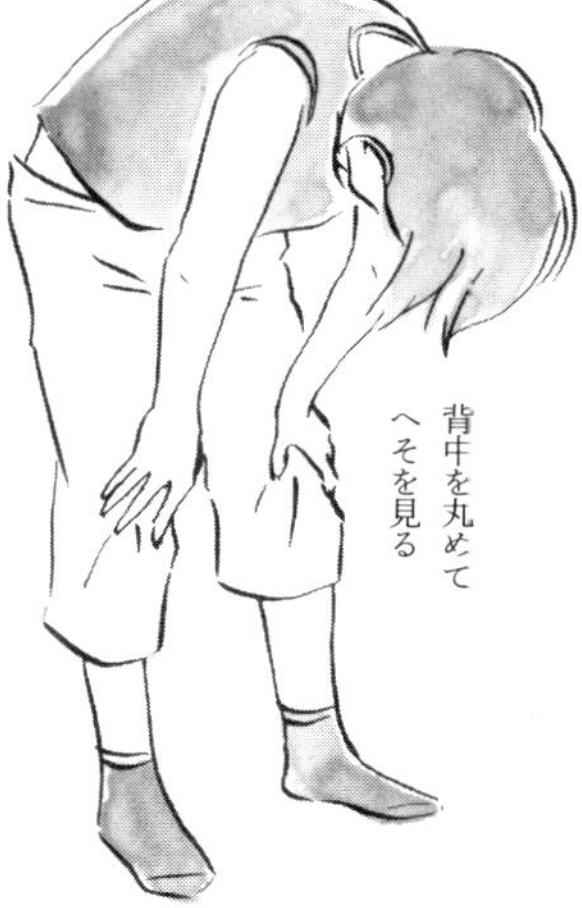
背中を丸めて
へそを見る

・つぎに、背中をやさしくそらせてお腹を突きだし、頭を上げ、前を向く。

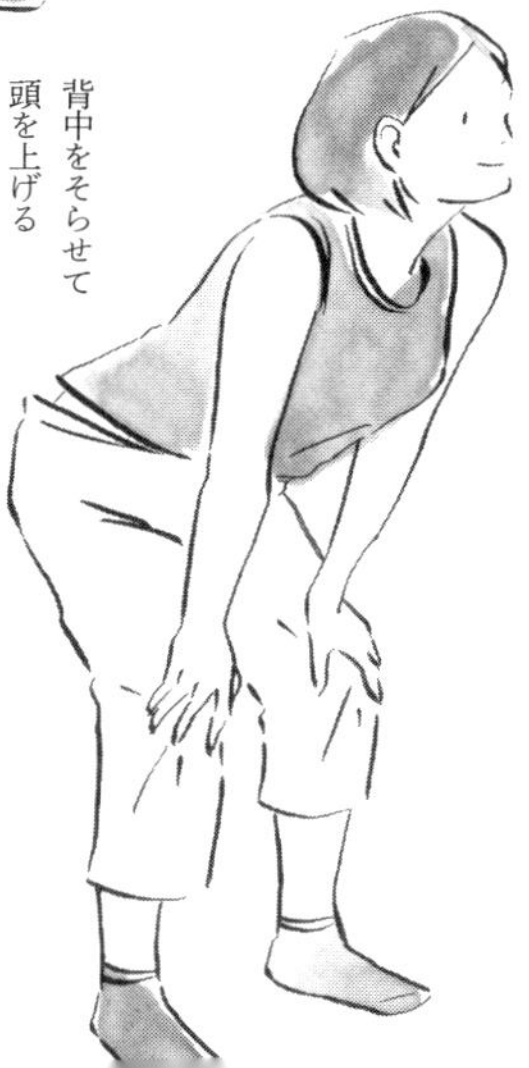
背中をそらせて
頭を上げる

・この動作を4〜5回くり返す。

3

・最初の前屈動作をやってみる。何か違いを感じるか。
・もとに戻る。

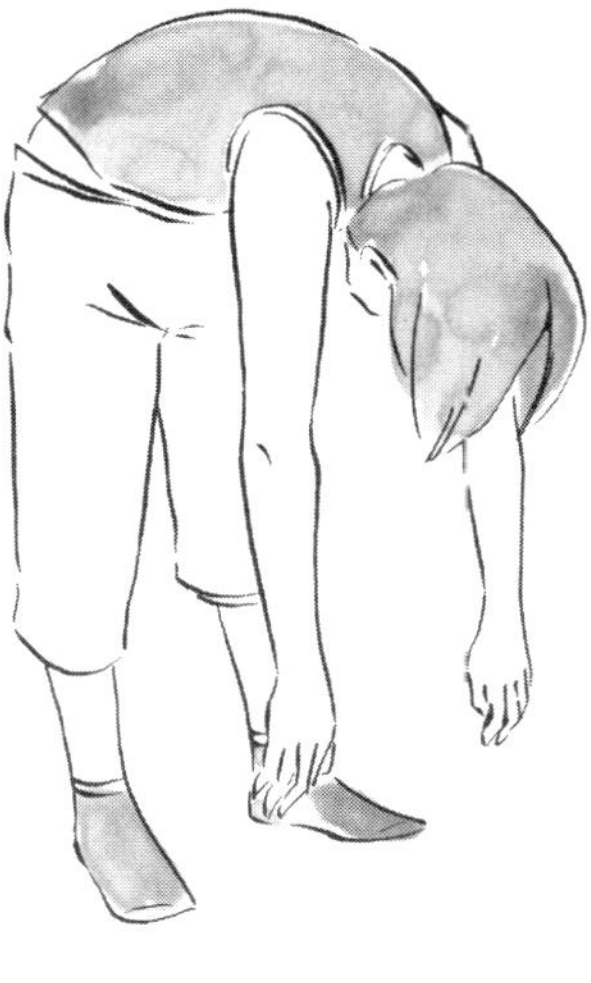

4

・ひざを軽く曲げ、今度は、「両方の手」を左ひざの少し上におく

・上半身の体重を、両手を通して脚にかけていく。

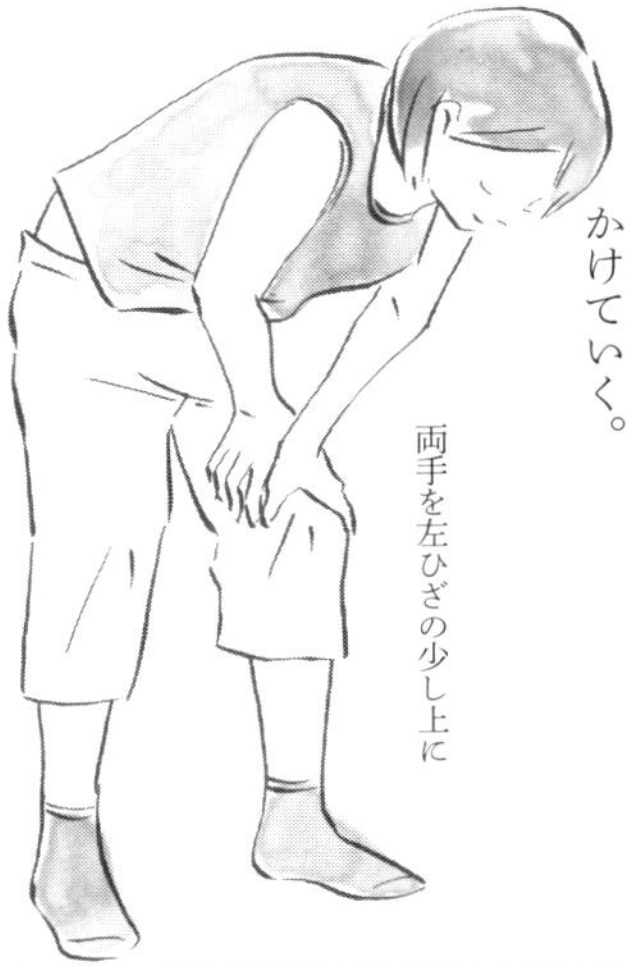

両手を左ひざの少し上に

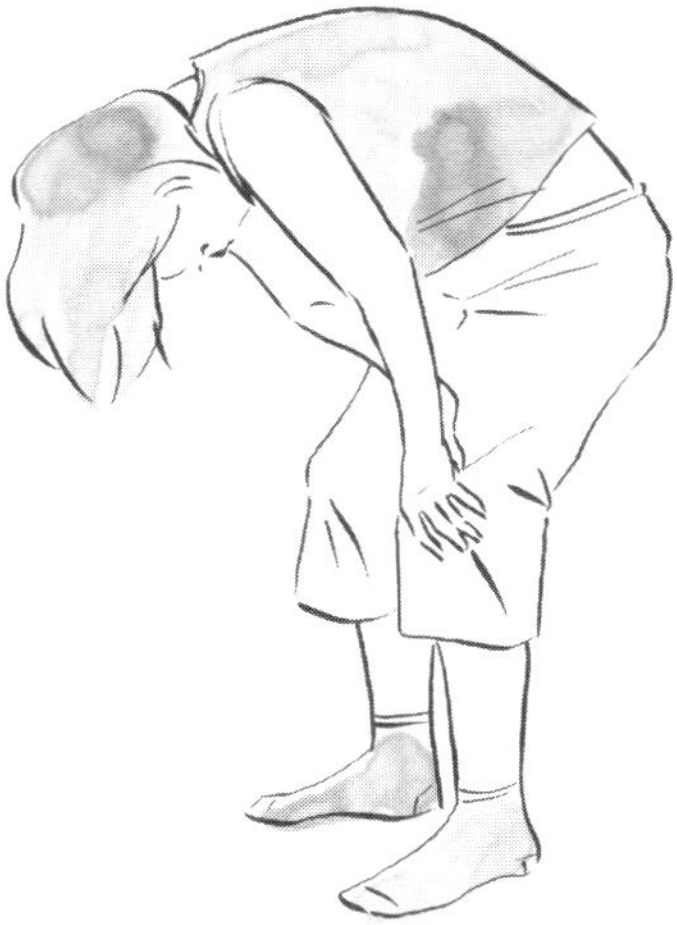

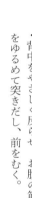

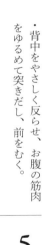

・やさしくゆっくりと、背中を丸め、お腹を引っこめておへそを見る。

・背中をやさしく反らせ、お腹の筋肉をゆるめて突きだし、前をむく。

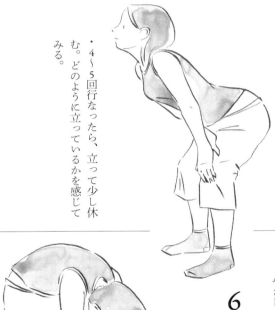

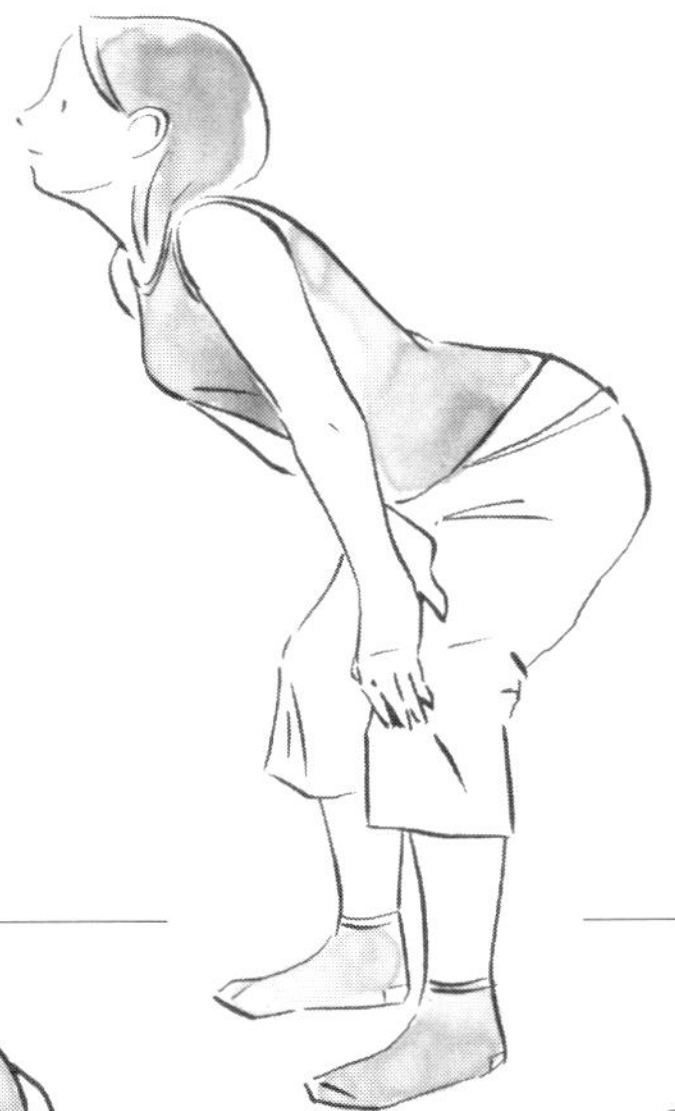

・4〜5回行なったら、立って少し休む。どのように立っているかを感じてみる。

5

・両手をおく場所を右ひざの上にして、いまの4と同じ動作を行なう。とてもやさしくゆっくりと、4〜5回。

6

・最初の前屈動作をやってみる。

・まえより簡単にできると感じるか。足先と手がさっきより近づいたか。

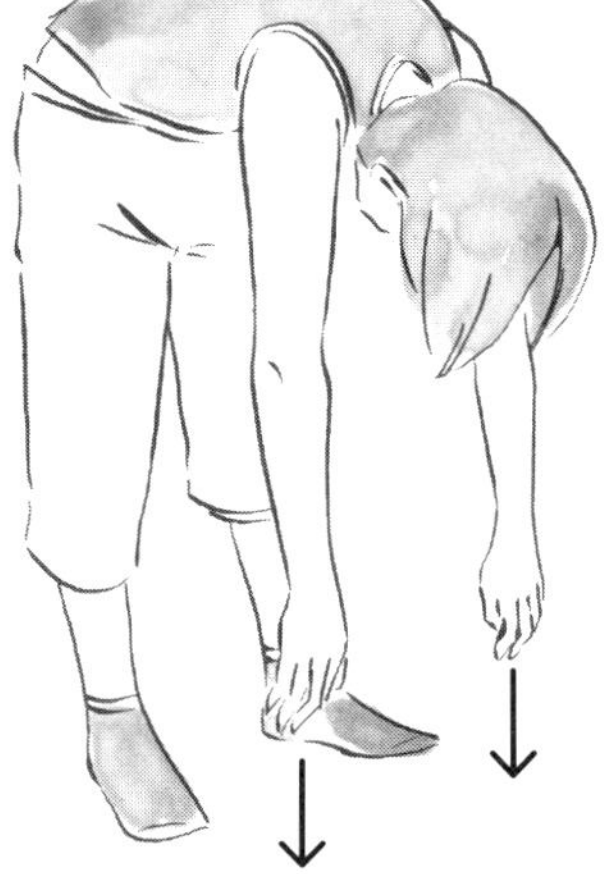

バリエーションを体験することで、脳は、硬くなっている筋肉と腱を楽にするために必要な情報を得ることができます。力を入れるストレッチよりも、すばやく安全に成果が出たのではないでしょうか。

バリエーションを習慣にする

あなたは、コーヒーのマグカップをもつ手がいつも同じですか？ お母さんなら、赤ちゃんのおむつを同じように変えていませんか？ 車に乗りこむときはどうですか？ 通勤の道順は？ 家族に話しかける口調は？ バリエーションをとりいれることは、無意識には行なわれません。これが習慣になることもありません。つねに意識してとりいれるチャンスを求めなければ、いつもの習慣がとってかわります。いきいきとした人生を送りたいなら、バリエーションを求める気持ちを忘れないことです。

ニューロ・ムーブメント 思考と行動のレッスン4・2

小さなバリエーションが大きな変化をもたらす

日常生活に、ちょっとしたバリエーションをとりいれましょう。以下をヒントに、生活のあらゆることにバリエーションをつけてみてください。

1 コミュニケーション――コミュニケーションをうまくとれない相手はだれですか？ パートナー？ 子ども？ 上司？ その相手といつものパターンにはまったときは、自分の言葉づかい、声のトーン、理屈の通し方に注意を向けてください。

2　親として――子どもに大切なことを諭そうとすると、その子の目がどんどん曇りませんか？　バリエーションをとりいれ、子どもの反応を観察してください。話すタイミング、場所、頻度、声のトーン、内容を変えてみます。非難する、脅かす、ユーモアを含ませる、好奇心を示す、親しみをこめる、えらそうにするなど、話す態度にもバリエーションをつけます。

3　エクササイズ（ヨガ）――たとえばヨガで上手になりたいポーズを選んで、そのポーズにバリエーションをつけます。頭を反対に向けたり、本来なら息を吐きだすときに吸いこんだり、違う方向を見たり、背中を丸めてから反らせてみたり、動きを途中までにしたりします。そのあとで、普通にポーズをとったときに変化を感じますか？　上手になりましたか？

間違いが新しい価値をもつ

ウィリアム・ウェストニーというピアニストがいます（『ミスタッチを恐れるな』著者、ヤマハミュージックメディア）。ウェストニーは、遅い曲なら速く弾く、均整のとれた曲なら思いきってパターンを崩して情熱的に弾いてみる、という指導をとりいれています。間違いを自分に許すのは簡単ではないが、そのようにすると、驚くほど効率的に変化がおとずれると言います。古いパターンを新しいパターンに変えるための効果的な練習方法だと紹介しています。

私たちは、じつは日常生活でたくさんのバリエーションを体験していますが、たいていはそれを「ミス」ととらえています。階段でつまずく、間違った言葉が口から出る、道に迷う……などは一般的には「間違い」です。でも、これをバリエーションととらえてみましょう。「しまった！」と思うのではなく、そこからさまざまな「違い」を認識できるかもしれません。そこから好奇心がわき、新たな可能性が見つかるかもしれません。

ラルフ・アイロン（二十世紀前半の南アフリカの女性作家）は「人は間違いをすることで、人生をより深く体験できる」と言いました。「間違い」は、脳を目覚めさせるために必要なバリエーションを与えてくれます。

固定観念から脱する

科学の歴史には、明らかな間違いがきっかけでそれまでの常識が覆されたことが山ほどあります。十九世紀ドイツの化学者、アウグスト・ケクレのエピソードは有名です。ケクレはたびかさなる失敗に失望して暖炉の前に腰かけていたとき、暖炉の炎のなかに、自分の尾に噛みついて輪になった蛇の姿を見たといいます。そのとき、くり返し考えていた線のイメージから離れ、ベンゼンの環状構造を思いついたのです。暖炉の炎の形というバリエーションが、論理とはかけ離れたところで脳に変化をもたらし、可能性の扉をひらくきっかけになりました。

私たちには、間違いはよくないことだという考えが、幼いころから染みついています。間違えることを恥ずかしく思い、恥をかくのを避けようとして一般的な方法をとりいれ、それに従います。そのパターンを学んで「正しく」取り組むことに一度満足感を覚えると、それをくり返すようになります。しかし、教えられてきた「正しい方法」にとらわれると、私たちは脳にバリエーションを与えるために必要なこと、遊んだり探究したりすることをやめてしまいます。あるいはまた、「壊れなければ直すな」という格言に従いたくもなります。うまくいっていれば何も変えずにおこうとするものです。しかし、どんなにうまくいっていても、生活に新しい要素をとりいれることをしなければ、気づかないうちに活力の低下が始まります。

手術後の腰の痛みの原因は……

ボブは六十代後半の家族カウンセラーで、四年前に右腰を手術していました。手術によって症状は改善したものの、歩き方がぎこちなく、痛みに苦しんでいました。彼は数年間、理学療法とエクササイズにまじめに取り組んでいました。しかし、そのエクササイズにはバリエーションがありませんでした。

ボブの腰の痛みとぎこちない動きは、年齢が原因でも、手術が原因でもないと思われました。腰の接合部分が変わったにもかかわらず、彼の脳がそれまでのパターンを使って身体を動かそうとするために起こる症状のはずです。古い習慣を新しくするためには、脳に新しい情報が必要です。

ボブが参加したワークショップでは、脚と腰の動きを改善するニューロ・ムーブメントのレッスンを行ないました。床に仰向けになり、バリエーションをつけながら、背中・頭・腰・脚を小さく動かします。シンプルで安全な動きを十五分ほど行なったところ、ボブは「数年ぶりに、痛みを感じずに右脚を自由に動かすことができた」と言いました。

床から起き上がるとき、ボブはそれまでの経験から痛みを予測していました。そこで、仰向けから横向きになり、上になった脚を空中に蹴り上げて身体を起こそうとして、二度、失敗しました。それ以上失敗をしないよう、私は、「力をぬいて、起き上がるときに頭をいろいろな方向に動かして試してみるように」と言いました。すると彼はあっというまに、頭を前に向けて背中を少し丸くすると子どものように起き上がれることを発見したのです。

ボブは心底驚いたという顔をしていました。これを科学と呼ぶか、マジックと呼ぶかはたいした問題ではありません。肝心なのは、効果が出ること、そして、それが持続することです。人は静的な存在ではありません。きわめて動的でダイナミックな存在です。バリエーションという小さな変化が、人生に劇的な跳躍をもたらしてくれます。

痛みは新しいことを求めているサイン

痛みは、バリエーションが欠如しているときに発生する、もっともありふれた反応です。痛みを取り去るには、脳が機能するための情報が必要です。脳はその情報を利用し、痛みを感じない新しい方法を生みだします。背中の痛みに、座る方法、立つ方法、動く方法、考える方法を変えなさいとあなたに告げています。必要なのは、脳にバリエーションを与えることです。

ドイツの著名な弦楽四重奏団のチェロ奏者にレッスンをしたことがあります。このチェロ奏者は背中の痛みのために活動の継続が危ぶまれていました。痛みで思うように演奏ができず、音楽の表現にも影響が出ていました。

レッスンでは、最初に好きな曲を弾いてもらいました。演奏は素晴らしいものでしたが、途中で背中に手を当ててみると、がちがちに固まったコリと本人の不安が感じられました。レッスン台に横になってもらい、背中と骨盤に働きかけました。すると、背骨・首・肩がほぐれはじめ、首と肩に痛みを感じずに右腕を頭の高さまで持ち上げられるようになりましたが、彼はこの変化を喜ぶでもなく、痛みをともなわずに演奏ができるようになるかで頭がいっぱいのようでした。そこで、バリエーションをとりいれてチェロを弾いてもらうことにしました。

まず、簡単な曲を弾くように頼むと、「きらきら星」を弾いてくれました。つぎに、この曲をとても下手に弾くように言いました。演奏中、私は彼の背後にまわり、肩・背中・頭・骨盤をふだんの動きとは違う方向に動かしました。演奏が終わり、「下手にとてもうまく弾けました」とほめると、彼は生き返ったかのように笑いました。

さらに別の下手な方法で同じ曲を演奏してもらうと、演奏に豊かな表情が加わり、身体の動きは軽く楽になったようでした。三回目、四回目も違う方法で下手に弾いてもらい、それ以上、下手な方法で弾くことが難しくなったところで、レッスンの冒頭で弾いた曲をリクエストしました。背中に手をおくと、流れるように動いています。音色はスリリングです。

彼は痛みが消えたと笑顔になり、どうすればこの状態を保てるかと尋ねてきました。よい状態を保つことはできないが、痛みや違和感を覚えたときは、いまの気分を思い出して、痛みが消えるまで下手な弾き方を試すようにと伝えました。そして、正しい弾き方はひとつという考えを捨て、間違いをつぎなる発見への近道だと考えて、恐れないようにとアドバイスしました。

ニューロ・ムーブメント

動きのレッスン4・2

痛みと限界を克服するために

痛みは「動き方を変えなさい」と告げるサインです。痛む部分を動かすときにバリエーションを豊かにとりいれ、身体のほかの部分についても、痛む部分と関連させてバリエーションをとりいれるようにしてください。

このレッスンは、動きを小さく、とてもやさしく行ないます。バリエーションをひとつ試すごとに数秒休み、感じ方の変化に注意を向けてください。

イスに浅く腰かけ、ひざを軽く開いて（「もとの姿勢」）、つぎの動きをやってみましょう。

1

・腕を、両ひざのあいだに下ろしていく。頭と背中を曲げ、手が床に近づくようにする。
・もとの姿勢に戻る。
・この動作を3～4回くり返す。
・ゆっくりやさしく動き、力を入れずにどこまで手が伸びるかを覚えておく（ストレッチではありません）。上体を起こし、少し休む。

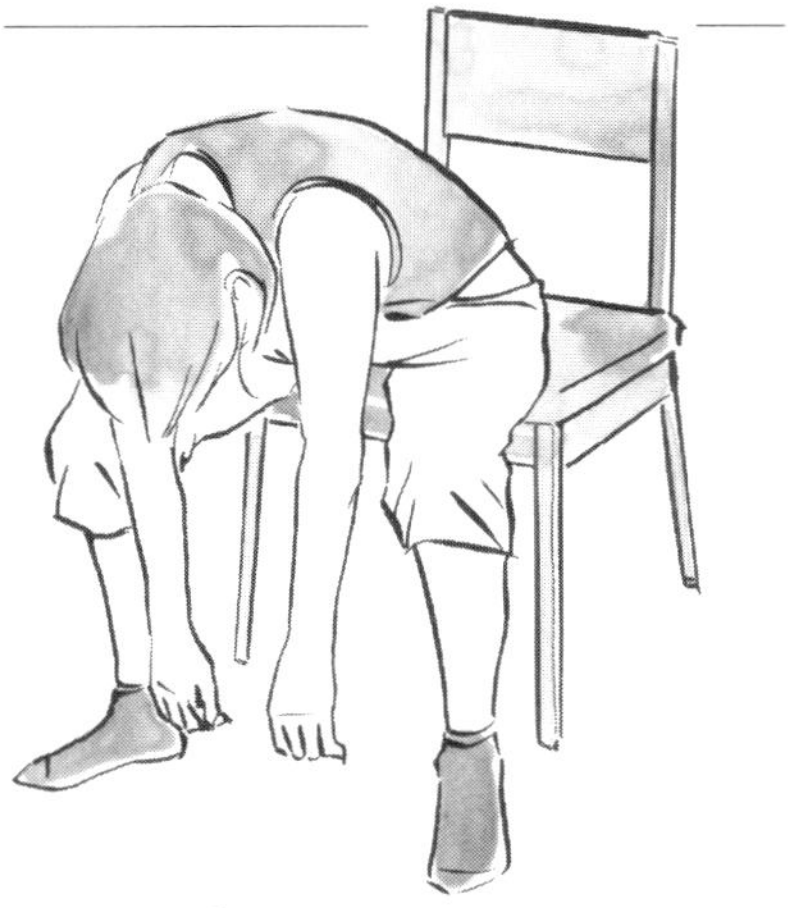

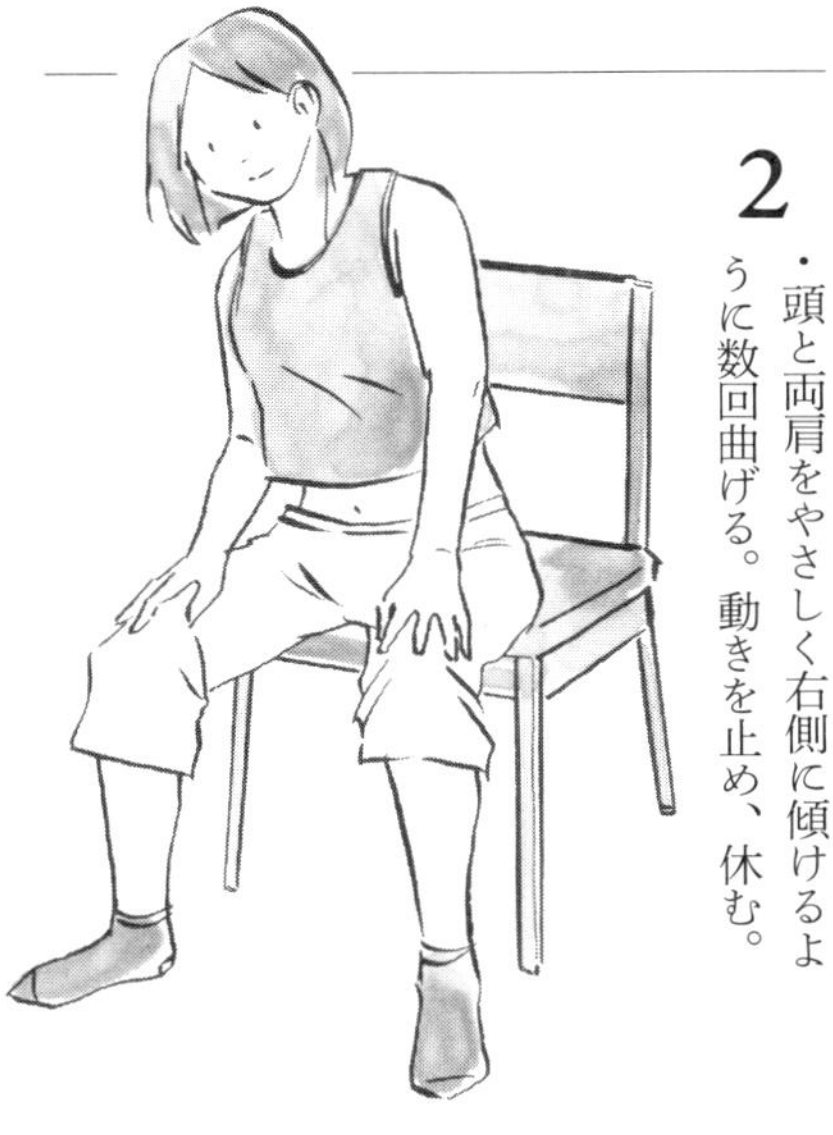

2

・頭と両肩をやさしく右側に傾けるように数回曲げる。動きを止め、休む。

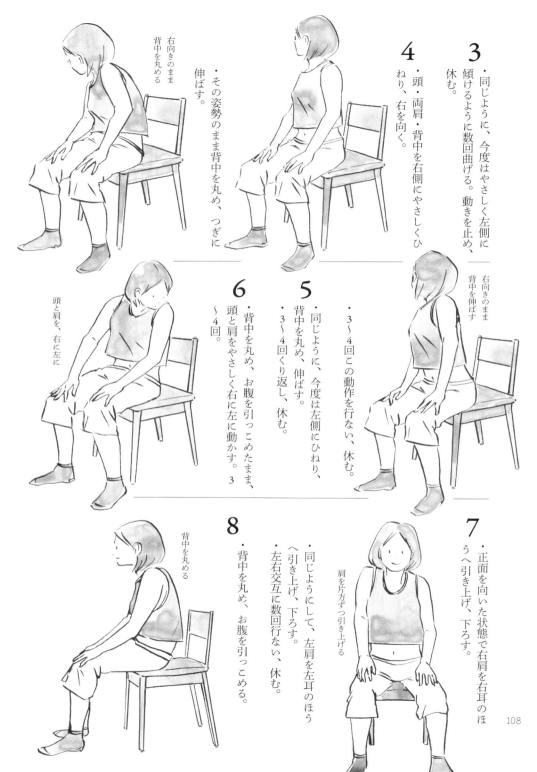

3

・同じように、今度はやさしく左側に傾けるように数回曲げる。動きを止め、休む。

4

・頭・両肩・背中を右側にやさしくひねり、右を向く。

・その姿勢のまま背中を丸め、つぎに伸ばす。

右向きのまま
背中を丸める

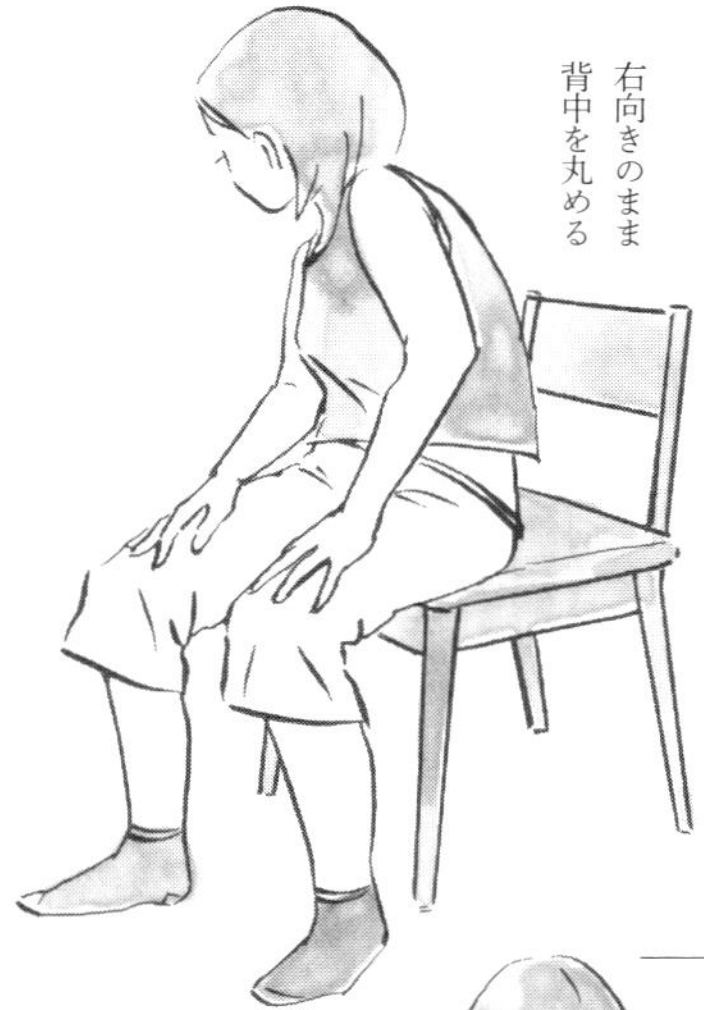

右向きのまま
背中を伸ばす

・3～4回この動作を行ない、休む。

5

・同じように、今度は左側にひねり、背中を丸め、伸ばす。

・3～4回くり返し、休む。

6

・背中を丸め、お腹を引っこめたまま、頭と肩をやさしく右に左に動かす。3～4回。

頭と肩を、右に左に

7

・正面を向いた状態で右肩を右耳のほうへ引き上げ、下ろす。

・同じようにして、左肩を左耳のほうへ引き上げ、下ろす。

・左右交互に数回行ない、休む。

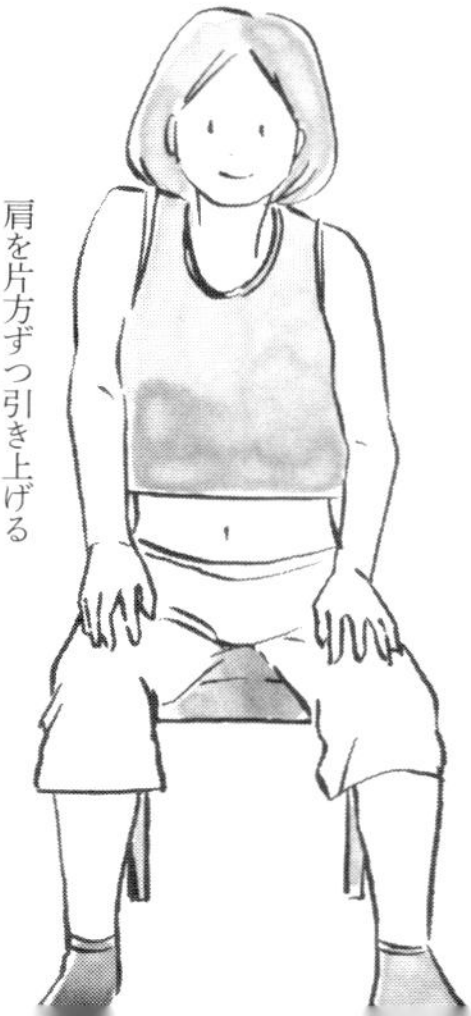

肩を片方ずつ引き上げる

8

・背中を丸め、お腹を引っこめる。

背中を丸める

・つぎに背中をそらせ、骨盤をなめらかに前に動かし、お腹を突きだす。

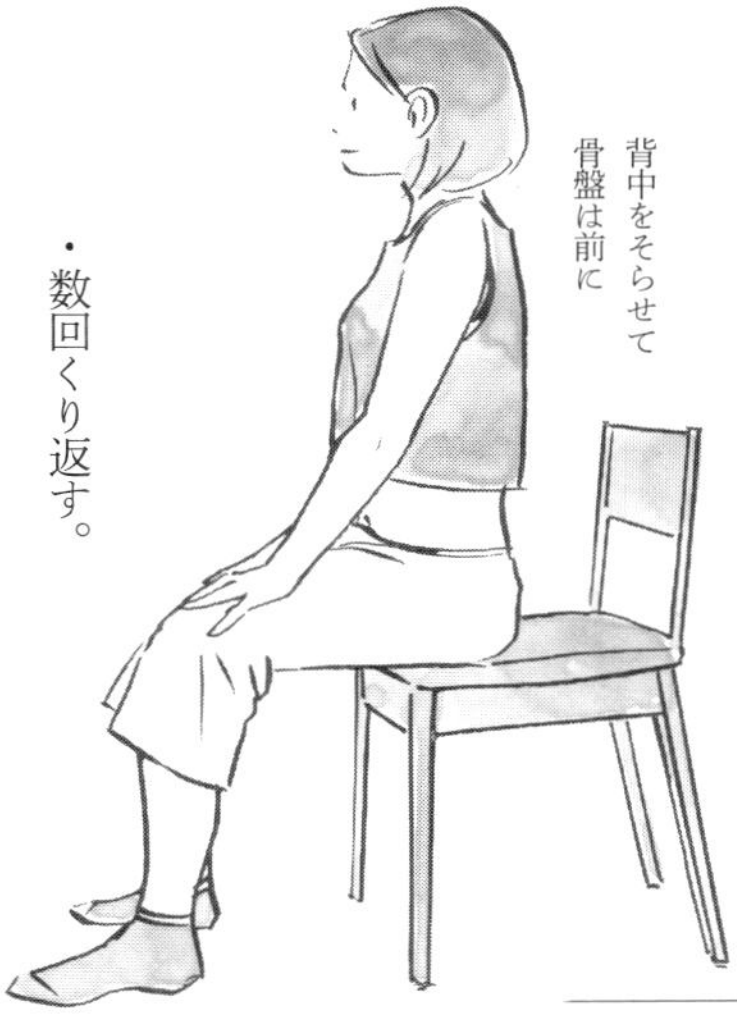

・数回くり返す。

9

・力を入れずに上体を前に曲げ、両手が床にどこまで近づくかをみる。

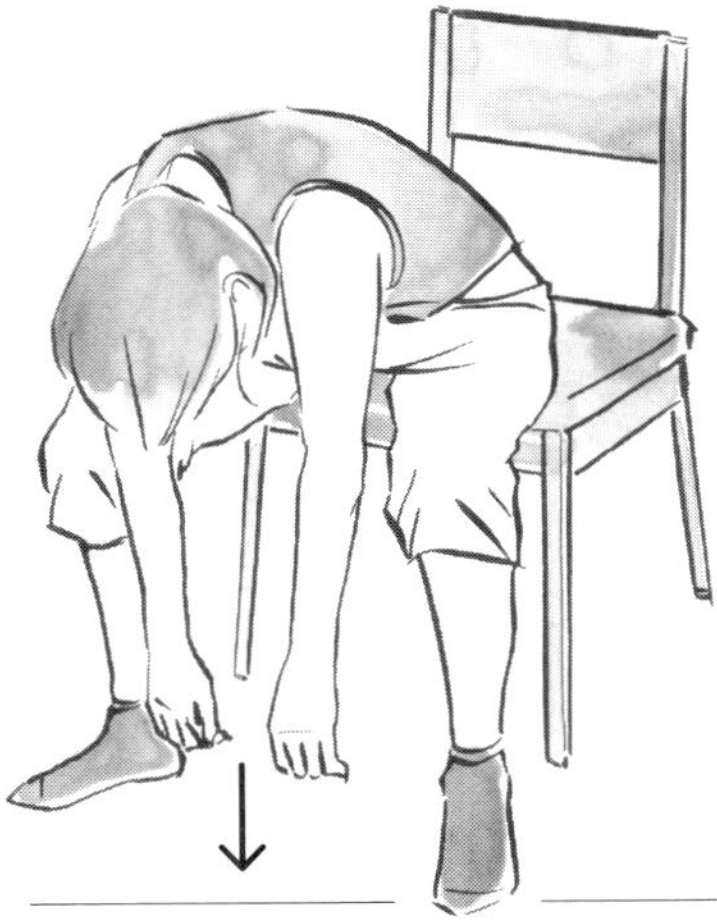

最初に行なったときよりも、手は下まで降りるでしょうか。痛みがあった人は、痛みが減ったでしょうか。

バリエーションが新しい解決方法を生む

人生は試練の連続です。病気や失業、人との別れといった困難にぶつかったとき、力になってくれるのが「バリエーション」です。練習すればするほどバリエーションを活用できるようになり、あれこれ実験しながら、新しい可能性と解決方法を生みだせるようになります。

変化をつける、実験を試みるという能力が養われると、ストレスをたんに難儀なものではなく、さらなる活力と充足感をもたらしてくれるチャンスととらえられるようになります。バリエーションのとりいれ方しだいで、柔軟で素晴らしい人生を歩むか、ふさぎこんだ人生を送ることになるかが左右されるといってもいいでしょう（たとえば、先ほどのチェロ奏者は痛みのためにキャリアを断念することになったかもしれません）。

バリエーションとは、ゼロから何かを学び直すということではありません。それは、すでになじみのあることをするとき、また、何かを新しく学ぶときに、わずかな変化をとりいれることです。遊び、実験し、さらに遊んでみることです。バリエーションはあなたの人生に、大小さまざまな驚くべき効果をもたらしてくれることでしょう。

セルフチェック

スコア
まったくない——1点
ときどきある——3点
よくある——5点

スコアの合計
24～35点——高い
15～23点——普通
1～14点——低い

Q

バリエーションをとりいれ、変化を楽しんでいますか？

1 日常生活において、たとえば、車の乗り降りの仕方、ミルクの注ぎ方、カップを持つ手を変えてみるなど、変化を試している。

2 好きなスポーツや運動にバリエーションをとりいれている。たとえば、走り方、ボールの打ち方、ヨガのポーズのとり方など。

3 人と話をするとき、声のトーン、話す内容、話し方、タイミングに変化をつけるようにしている。

4 パートナーとの関係において、バリエーションをとりいれている。タッチの仕方、コミュニケーションのとり方、いつ、どこで、何をするかなど。

5 自分の意見をまとめるとき、考え方に幅をもたせ、さまざまな観点を探ってみる。

6 新しい食べ物を試すのが好きだ。

7 新しい場所を探索するのが好きだ。

7つのうち、もっとも点数が低かった項目について、どのようにすれば改善できるかを考えてみてください。設問そのものもヒントになります。

エッセンス

5

Slow
-Luxuriate
in the Richness of Feeling

ゆっくりの力を知る
——脳の注意をひく

スローダウンして人生を楽しむことだ。急ぐと景色が見えなくなるばかりか、どこに向かっているのか、なぜそこに向かうのかさえもわからなくなる。

——エディ・カンター（俳優・コメディアン）

私たちは、なにもかもを速くという世界に生きています。製品も活動も、速いということが価値を高めるようです。ファストフード、ショートカット（近道）、特急仕上げが好まれ、メッセージは一瞬にして送られ、スピード・リーディングが流行り、早期教育の必要性までが叫ばれます。先日聴いたラジオでは、三歳から読み書き・算数を教えることが奨励されていました。まもなくハーバード大学に七歳児が殺到するとでもいうのでしょうか。

速さにばかり目を向ける社会では、「ゆっくり」は否定的にとらえられます。「ゆっくり」と聞くと、鈍い・退屈・なまけものなどの言葉を連想しませんか？　「速いことの何が悪いのか」

という声も聞こえてきそうです。たしかに、一日二十四時間という限られたなかでスケジュールをこなすには急ぐしかないのですが、急いでいると活力を得ることはできません。

家事、食事、通勤、仕事、子どもの送迎、趣味、友だちづきあい……と、つぎからつぎに活動をしていると、「しなければならないこと」をこなすことに全力を注ぐものです。そうこうするうちに、私たちは「することリスト」の奴隷になり、いま・ここにしっかりと「存在する人」ではなく、「こなす人」になってしまいます。

急いでいると、人生を味わうために必要な感じるための時間がなくなり、感じることこそが活力の真髄であることを忘れてしまいます。そのうち、何をしても満たされず、あてもなく彷徨い、活力とはほど遠い、ぼやけた感覚だけが残るようになるでしょう。

速く！――そのとき脳に新しいことの入る余地はない

何かを速くするとき、脳は以前に経験したことをくり返しているだけです。速くするとき、人は、すでに知っていることしかできません。新しいことの入る余地がないのです。あわただしい暮らしは、自分の二歩先を歩むようなものです。

科学の研究によると、〇・二五秒より速く反応するとき、人は自動操縦モードだということです。注意を向けて反応するためには〇・五秒以上かかるそうです。あまりに速く動くと、自分が何をしているかを知ることはできません。知るまえにつぎの行動に移っています。

しかし、世の中がどれほど速さを強調し、「ゆっくり」を軽視したとしても、たいていの人は、足を止めてバラの香りを楽しむこと、ゆっくりすることの絶大な価値をわかっているものです。

「ゆっくり」は、いまを生きるためのはじめの一歩です。「ゆっくり」は、感じること、活力に満ちて生きること、人生とダンスを踊ることを発見する手段です。ゆっくりと何かをするとき、私たちは自動モードで「こなす人」ではなく、しっかりと「感じる人」「存在する人」になっていきます。

ニューロ・ムーブメント 思考と行動のレッスン5・1

ゆっくり、あえてゆっくりする

「今日すること」のリストにもう一項目、追加します。ただし、これは負担を軽くしてくれる項目です。

毎日、少なくとも十分間、何かをゆっくり行ないます。お茶の時間や散歩など、自分のペースで取り組めることを選びます。

その時間はただそのことだけに没頭し、じっくりとコーヒーを入れたり、歩いたりしてください。ふたたび「することリスト」に戻ったとき、活力がわき、創造力やエネルギーの高まりを感じるのではないでしょうか。

ゆっくりは官能を高める

レッスンに参加していた五十代のレベッカは、十代の少女のようにクスクス笑いながら、「参加者のあいだで何が起きているか、知っていますか」と私に問いかけてきました。なんでも、私が「ゆっくり」のレッスンを始めてからクラスが一変したということで、彼女の言葉を借りると、こうです。「教室中がセックスに夢中よ」。さらに彼女は、「夫との生活に不満はなかったけれど、まさかこんなになるとは思わなかった！」と言いました。

私はレベッカに、以前から「ゆっくり」が官能を高めることを知っていたのかと尋ねてみました。すると、知ってはいたが、しっかりと理解していなかったという答えでした。彼女は、自分の感じていることや考えていることに気づきながらとてもゆっくりすると官能が高まったといい、ほかの参加者たちも同様の感想を述べていたそうです。

レベッカの感想を聞いて、私は「ゆっくり」が感覚と活力を目覚めさせるうえでどれほど重要かを再認識しました。この仕事を始めてまもなく、私は、自分がゆっくり働きかけると、クライアントが目覚めることに気がつきました。ゆっくりすればするほど、クライアントは早く反応します。身体のコリや痛み、行き場を失っていた感情がすぐに変化するのです。初回のレッスンで問題が解決しない場合でも、多くの人が、活力がわき、希望を感じたと報告してくれます。

「ゆっくり」は脳の注意をひきます。「ゆっくり」は脳の活動量を増やし、脳に新しいパターンをつくりだします。「ゆっくり」は経験を増幅させます。スローダウンすると、感じていることがより強く感じられ、自分の感覚や思考に気づきやすくなります。ゆっくり触れると、相手の感覚が鋭くなります。相手にゆっくりと触れ、すべての注意を向けるとき、自分の感触も感覚も鋭くなります。

性生活がマンネリになると、原因をパートナーに求め、「彼女（彼）がもっと魅力的だったら！」などと考えるものですが、多くの場合、「ゆっくり」を通じて、もういちど官能を目覚めさせることができるのです。「ゆっくり」は脳を目覚めさせ、感覚を鋭くし、ふたたび感じさせてくれる、いつでも利用可能なシンプルな手段です。

ニューロ・ムーブメント 思考と行動のレッスン5・2

スロー・タッチで感じる手に

性科学者やセラピストのあいだでは、「ゆっくり」が官能の世界で重要な役割を果たすことが知られています。官能は性にかぎったものではなく、これを味わうことは健康な生活の一部です。いつでも、どこでも練習が可能です。

近くにあるモノをひとつ選びます。花びんでも、衣服でも、この本でもかまいません。まず、利き手で表面をさっとすばやく触ってください。ほとんど何も感じなかったのではないでしょうか。

つぎに、ゆっくり触ってください。素材・形・温度・なめらかさなどに気を留めます。最後に、もっとゆっくり触ります。

スローダウンすると感覚の質が変わるのを感じませんか？　対象物と、より「つながった」のではないでしょうか。スロータッチを練習し、準備ができたらパートナーとの生活にとりいれてください。

ゆっくりは、あなたが大切だというメッセージを伝える

だれかといっしょにいるときに「ゆっくり」すると、「あなたは私にとって大切な人です。いま、このときをあなたと過ごすことほど大事なことはありません」というメッセージを発します。相手にも自分にも、です。スローダウンして注意を向けると、自分とも、相手とも、そのときしていることとも、深くつながることができます。命の豊かさを味わい、自分や相手のみごとなまでの複雑さを発見できます。複雑さとは扱いにくいという意味ではなく、大切なひとりの人間としての精緻を極めた美しさのことです。それを見出すことができるのです。そのようなとき、新たな可能性が開けます。

かつて文化人類学者のマーガレット・ミードは、「帰宅を待ってくれている相手を必要とするのは、人間の大昔からの欲求だ」と述べました。対人関係における慣れとは素晴らしいものです。しかし、一般的に、パートナーとの関係が長くなると、官能も活力も色あせてきます。最初は新鮮なのでスリルがあります。新しいということは、あらゆる感覚・感情・思考の増幅器のようなもので、何百万もの脳細胞が発火し、その期間はきわめていきいきします。ところが、目新しさだけに活力の源を求めていると、相手に慣れてきたころには別の何かを探す必要が生じてしまいます。

関係性が新鮮味を失ったときの選択肢は三つあるでしょう。そのまま何もしないか、新しい相手を求めるか、「ゆっくり」を通じて経験を深めるようにするか。「ゆっくり」を選ぶと、親密な関係をつくりだす喜びを発見することができ、私たちは真にいきいきします。

心理学者のミハイ・チクセントミハイは、「二人の関係にフローを蘇らせる唯一の方法は、関係の中に新しい挑戦を見つけることである」と書いています（『フロー体験 喜びの現象学』世界思想社）。関係を強化するための適切なスキルを学びつづけなければ、退屈を感じるしかなくなってしまいます。パートナーともっともうちとけて過ごす時間を「ゆっくり」にすると、失われた興奮がよみがえるだけでなく、親密さの次元が上がります。

「ゆっくり」はじつにさまざまな方法で活力を目覚めさせ、相手との関係に命を吹きこんでくれるものですが、あえてこれを行なうには、スキルと、少しばかりの勇気も必要です。また、「速い」と「ゆっくり」の違いを理解しなければなりません。ペースを落としてゆっくりすると、違いを認識しやすくなり、世界に秩序を見出せるようになります。

ニューロ・ムーブメント 思考と行動のレッスン5・3

スロー・リスニング

――ゆっくり耳を傾ける

関係を改善したい相手がいれば、次回その人と向きあうとき、ゆっくり話を聞き、心から関心を向けてみてください。

そのためには、まず自分自身をゆっくりモードにします。頭のなかで聞こえる声を鎮めるために、数回、ゆっくり深呼吸し、相手に注意を向けます。相手と話をすることがなによりも大切だという時間をもちましょう。

この時間は、自分の見方や判断は保留し、相手に質問を投げかけます。目の前の人物に心から関心を寄せ、相手の言葉やジェスチャー、表情、声のトーン、感情のようす、エネルギーのレベルを感じとります。相手が何を伝えようとしているかをゆっくり聞くとき、あなたは受け身ではありません。すぐれたコミュニケーションはつねに、ギブ・アンド・テイクの関係です。

ゆっくり耳を傾けたあと、あなたが返す言葉は、あらかじめ想定していた内容を少し飾ったものなどではなく、相手の真意により深く応えるものになりませんか？　ゆっくりすると、新しい情報をとりいれることができ、相手と新しいやりとりを生みだす余裕が脳に生まれます。

スローダウンが緊張と不安を緩和する

日常生活でストレスを感じない人はいません。よくあるストレスのひとつは、失敗することへの恐怖です。仕事がうまくいかないのではと心配すると、ストレスを感じ、緊張し、エネルギーを消耗します。人前でスピーチをするとなるとだれしも緊張するものですが、そのようなときもスローダウンが有効です。

エンジニアのジェイソンは、子どもの学校の保護者会で、寄付を呼びかけるスピーチを頼まれました。それは教室にコンピュータを設置するための資金集めで、彼はコンピュータに関する知識は豊富でしたが、人前でのスピーチ経験はありませんでした。不安で何も手につかなくなり、妻の助言にしたがって「ゆっくり」をとりいれることにしたのです。

ジェイソンはスローダウンし、ストレスをもたらす感情と思考をしっかり味わうようにしました。すると、思いがけないことに不安が消え、スピーチの内容に集中できるようになりました。彼は、このプロジェクトへの情熱を伝えるチャンスを与えられたことに注意を向け、観客と分かちあいたいことを頭のなかでじっくりイメージし、ゆっくり、慎重に、何度もスピーチを練習しました。

本番当日、やはり恐怖を感じましたが、そこでも「ゆっくり」を思い出して感情をしっかり受けとめるようにしました。そうすると、自分がその場にいる意味について注意を向けなおすことができ、すっきりした頭で話しはじめることができたのです。ジェイソンは自分でも満足できるスピーチを行ない、寄付金を集めることに成功しました。

アスリートの向上に不可欠なスローダウン

プロのアスリートは、試合後、頭のなかで自分のパフォーマンスをふり返り、自己ベストを出したときとのごくわずかな差異を感じとって、そこに引っかかります。彼らはパフォーマンスが下がった原因をはっきりとはわからなくても、何かがダメだったと知っています。ミスや不調は一過性のこともあれば、くり返されて習慣になっていることもあります。そのようなときはスローダウンし、パフォーマンスを変えるために時間をとらなければ、欠けている何かがストレスポイントとなり、エネルギーと能力を全開にすることができなくなってしまいます。

脳には、調子が万全か、不調か、まあまあの状態かを知らせてくれる仕組みが備わっています。これがなければ、私たちは学ぶことも向上することもできません。この内なる知恵に注意を向けずに生き急ぐとき、活力は流出してしまいます。鍛えられたアスリートは、向上するために「何か」をしなければならないと脳が告げてくれることを知っています。その何かとは、ゆっくりすること、自分に注意を向けること、そして、より効果的で力を得ることのできる別の方法を求めて、内なる知恵にしたがうことです。

子どもは、初めて立ちあがったとき、ひとりで最初の一歩を踏みだしたとき、文字を覚えたとき、自転車に乗れたときなど、新しい能力を獲得するたびに感激を味わいます。子どもにかぎらずだれもが、何かを達成することを求めるものです。ゴルフをする人は技の上達を願い、初めてバーディーが決まると喜びに全身を輝かせます。熱心な教師は、読むことが苦手だった生徒が急に読めるようになるときの感覚を知っています。何をするにしても、なんらかの達成感を味わうことがなければ、いずれストレスに圧倒されてしまいます。

豊かな習得への道――ピアニストのゆっくり

ピアニストのセレスタは、演奏会をまえに不安とイライラが募り、自信を失いかけていました。不安に思っている曲を弾いてもらうと、身体が硬くなり、息を詰めた箇所がありました。何かをうまくできないときは身体が硬くなり、急いでしまうものです。彼女はうまく弾けない小節を急いで弾き、何かおかしいと感じていました。そこで、速くなった部分をゆっくり弾いてもらい、つぎに、一小節を四倍の時間をかけて弾くことにしました。そこからさらにテンポを遅くしていき、かろうじて音楽として聴こえるくらい、可能なかぎり遅く弾いてもらいました。私は彼女に、自分の身体と感覚に注意を向け、硬くなっている身体の部分をゆっくり動かすように指示しました。すると、魔法にかかったように弾き方が変わり、指の動きがなめらかで流れるようになりました。硬さは消え、セレスタの顔が輝きました。

セレスタが急いで弾いていたのは、どれも難関といえる箇所でした。急いで弾いてしまう箇所を曲にしっかり戻り、一時間ほどかけてゆっくり弾くように調整したところ、すべての小節を体得し、もう「ごまかす」必要がなくなりました。彼女はレッスンが終わるころにはすっかり生き返ったようで、コンサートに向けて力がわきあがるのを感じていました。

ニューロ・ムーブメント 動きのレッスン5

脚はそれほど重くない

――「ゆっくり」の力を知る

準備

靴を脱ぎ、イスに浅く腰かけます。足は適度に開いて、足裏を床につけます。

新しいことをマスターするには、できるかぎりスピードを速くして行なうのがよいとする考え方があります。なにごとも、すでに知っているかのようにできることが、成功への道だといわんばかりです。

しかし、速くするとは、上達するための情報を脳に与えるのを拒否することです。だから、壁にぶつかったと感じ、努力しても目的を達成できないことが多いのです。ケガをして断念することにでもなれば、活力を感じるどころではありません。これは年齢を問わず、幼い子どもにも大人にも起こります。

うれしいことに、日々の生活にとりいれることができるシンプルな対処法があります。さっそく体験してみましょう。

ステップ1

1

・左手を後方の座面におく。両ひざは離れていること。

2

・身体を下に曲げて、右手で左足の裏をつかむ。難しければ、すねをつかむ。

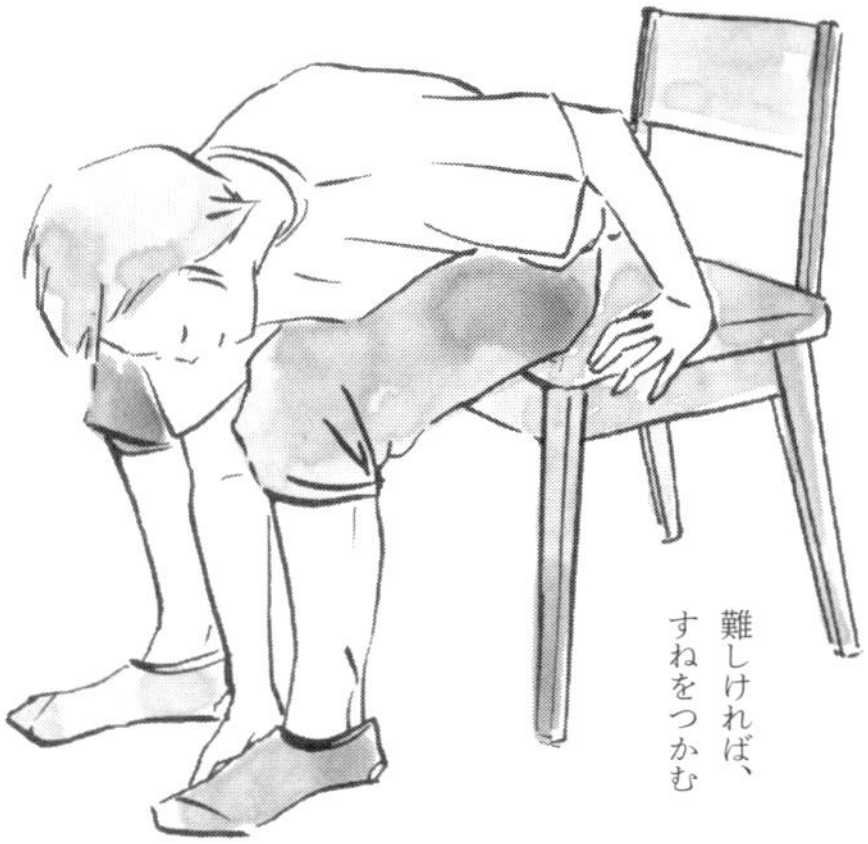

難しければ、すねをつかむ

3

・左足を床から離して持ち上げると、太ももから脚全体が上に動く。無理はしない。
・足を下ろし、休む。

ステップ2

1

・左手を座面においた姿勢から、今度は、右手で左ひざのすぐ下を、正面からつかむ。
・右手の力を借りて、とてもゆっくり脚を持ち上げると、足が床から離れる。
・骨盤と座骨に注意を向ける。骨盤が、イスの背のほうへ傾いていくような感じがするか。
・足を下ろす。

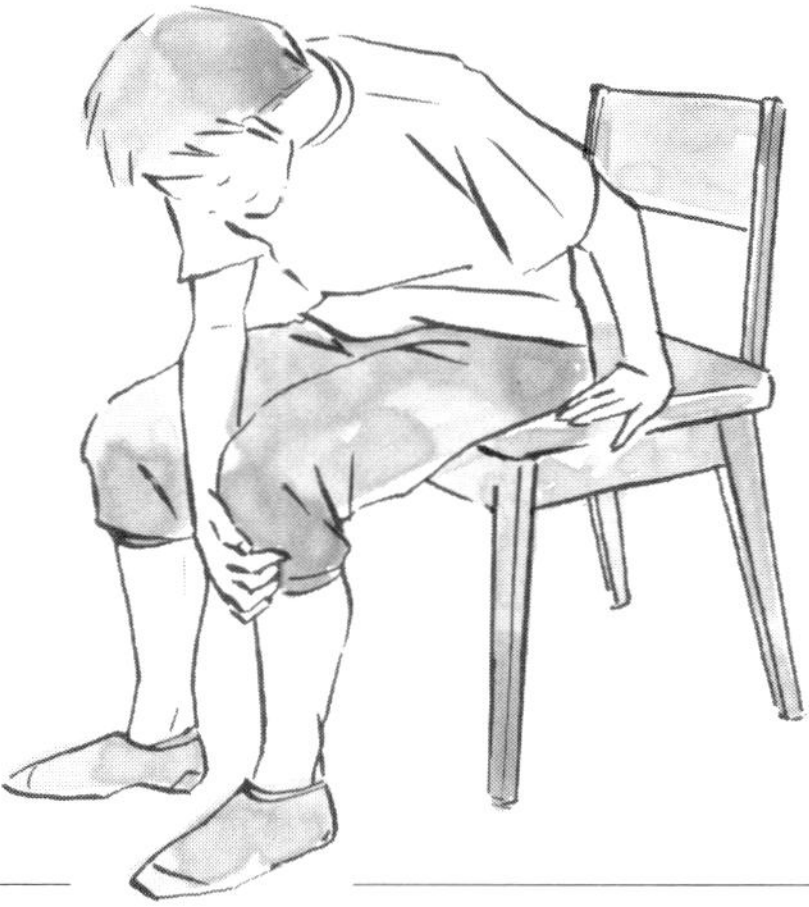

2

・つぎは、脚を持ち上げるまえに、骨盤を後ろになめらかに動かし、少し右に向けてみる。

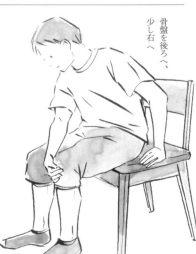

骨盤を後ろへ、少し右へ

・右手で左ひざ下を持ちながら、背中の下のほうを丸くする。
・脚が軽く感じられたら、その瞬間に、足を床から持ち上げる。

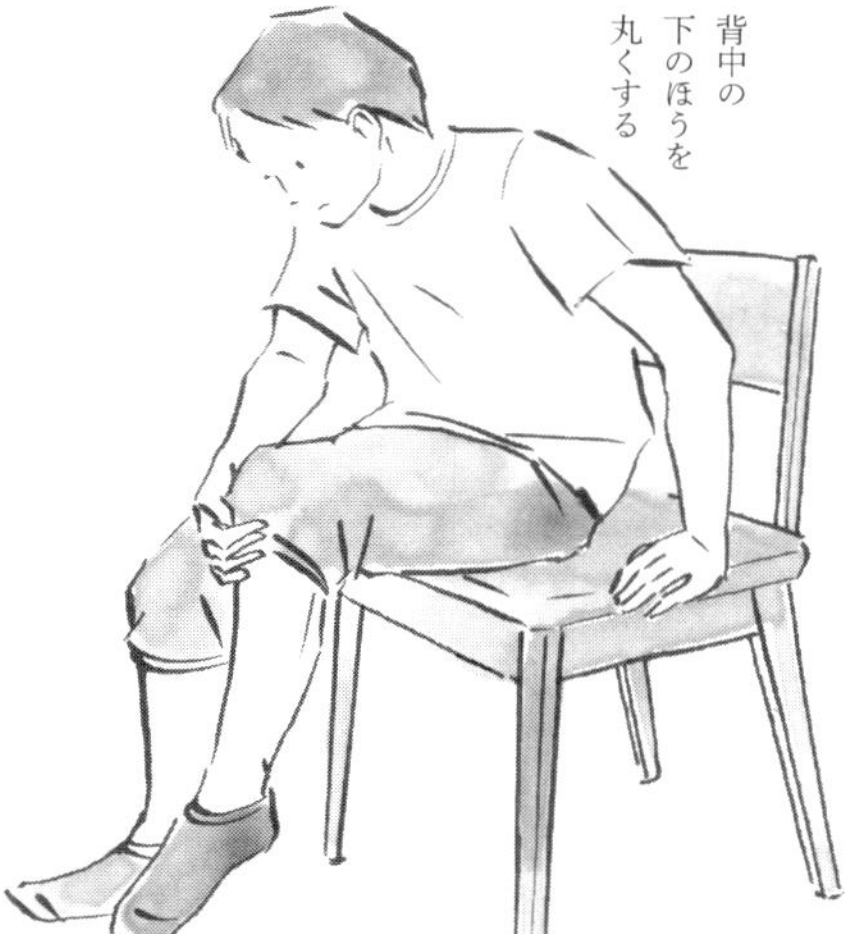

背中の下のほうを丸くする

・とてもゆっくり足を下ろす。そのとき骨盤がどのように前に出るかを感じる。
・この動作を4〜5回くり返す。
・時間をかけること。ゆっくりと動き、持ち上げる脚が軽くなるような骨盤と背中の動かし方を感じとる。
・やめて、楽な姿勢に戻り、少し休む。

＊つぎのステップ3とステップ4の動きは、手は逆になりますが、持ち上げる脚は同じ左です。

ステップ3

・右手を後方の座面におき、左手で左ひざの下をつかむ。

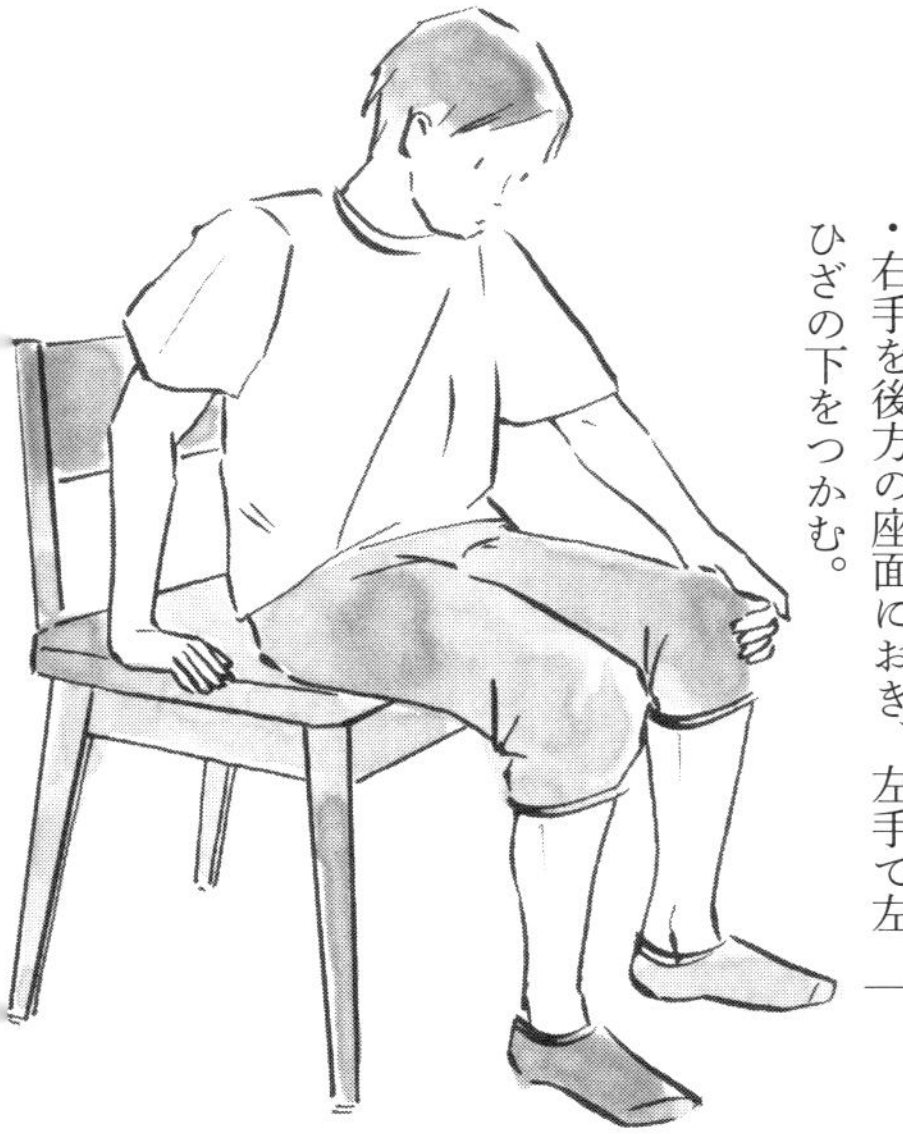

・左手の力を借りて、左脚をとてもゆっくり持ち上げる。持ち上げるときに息を吐き、背中を丸くしながら頭を下に向ける。

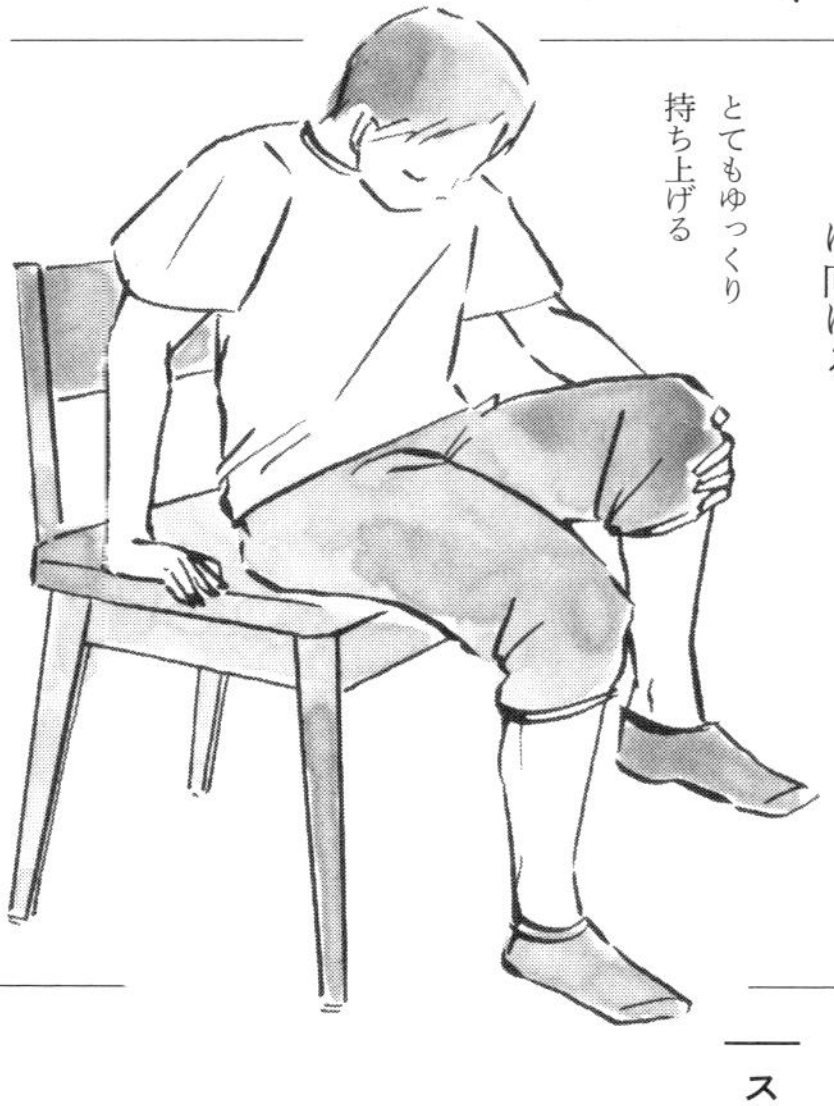

・ものすごくゆっくり動き、骨盤、背骨、肋骨と背中の動きを感じる——骨盤が後ろになめらかに動く感じ、背骨全体がどのように丸くなるか、肋骨が背中で広がり、背中全体が後方から右側に動いていく感じ。
・ゆっくりと左脚を下げ、足の裏がどのように床につくかを感じる。
・この動作を4〜5回、くり返す。
・ひざから手を離し、楽な姿勢に戻り、少し休む。
・左側の臀部と座骨は、右側と違う感じがするか。

ステップ4

・ステップ3と同じ動作を、今度は、すね（足首の少し上あたり）をつかんで行なう。
・ゆっくりと1〜2回。
・ステップ3で記したような感覚が得られるように、とてもゆっくり動く。脚が楽に持ち上がる瞬間を感じとったら、床から離す。
・楽にできるようなら、つかむ位置を足首まで下げ、同じ動きを2〜3回行なう。
・しばらく休む。

ステップ5

・ステップ2の1と同じ動作をする（右手で左ひざの下をつかんで、右手の力を借りて、左足を床から上げて、下ろす）。

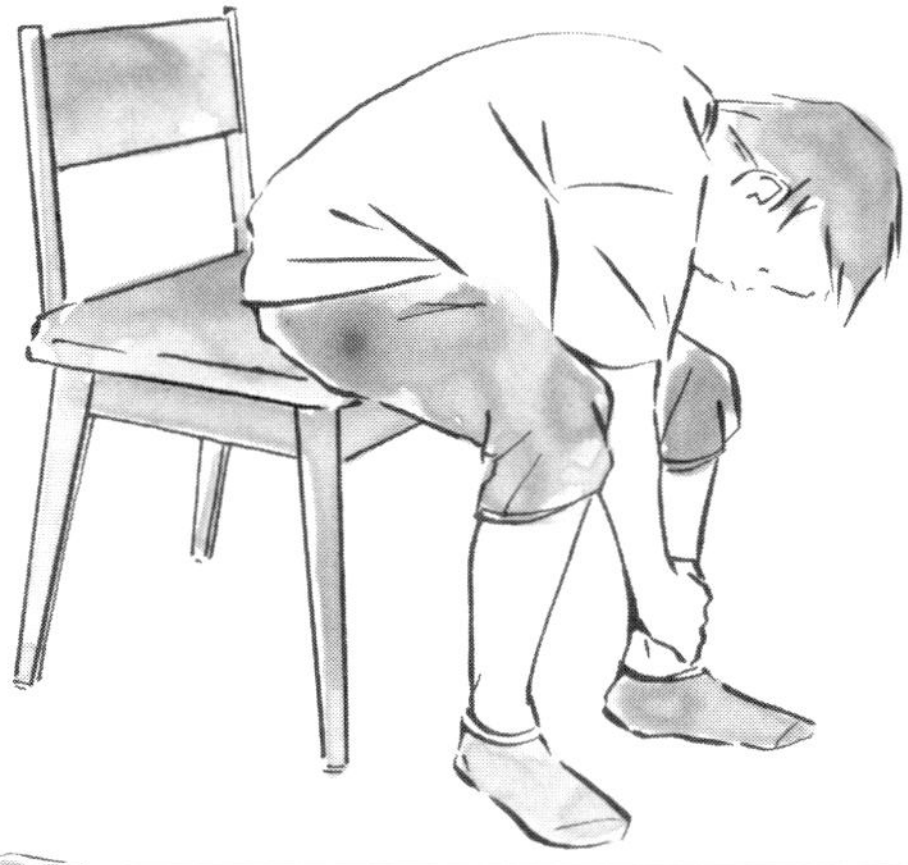

・楽にできるか。楽になっていれば、今度はゆっくりと足首を正面からつかみ、上に持ち上げる。
・ゆっくり動くことで、骨盤の動き、体重の移動、背中が後ろから右に少し動くのを感じとる。簡単なら、もう少し下の部分をつかむ。
・休む。

ステップ6

1

・右手で左すねをつかんで、もう一度行なう。快適にできる範囲で、できるだけ下のほうをつかむ（以下同）。
・右手の力を借りて、左足を床から上げて、下ろす。最初にやったときより簡単に感じるか。
・とても簡単に感じられた場合のみ、右手で左足の裏を下からつかんで持ち上げる。

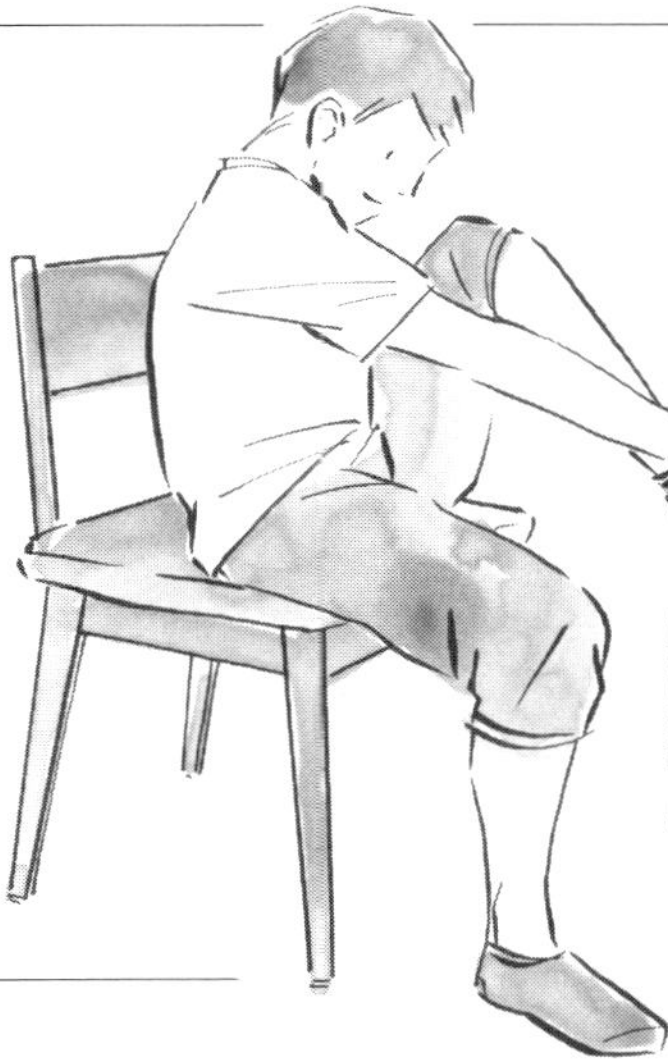

ゆっくり動いて、骨盤や背中の動き、体重の移動を感じとる

2

・速くやってみる。楽にできるかを感じる。上げようと思わなくても、左脚がもっと上にあがるか。
・手足の左右を変えて行なう。左手で右すねをつかんで持ち上げ、違いを感じてみる。
・ふたたび、右手で左すねをつかんで持ち上げる。ゆっくり動かすことで、短時間のうちにより強く、能力が高まったことを感じるか。

「ゆっくり」すると、脳は、あなたがしようとすることを感じ、どのようにすべきかを見つけだします。「ゆっくり」すると、知性を高め、活力を感じ、強くなることができます。新しいことを覚えるとき、上達したいとき、すでにできることをもっと快適にいきいきと行ないたいとき、スローダウンしてください。

ゆっくりから速く、そしてまたゆっくりに戻る

では、速いことは悪いのかというと、そんなことはありません。何かを時間をかけてマスターしたあとは、動きを効果的に組み立てられるようになります。スキルが向上すれば、どんどん速くできるようになります。緊張せずに速くできるとウキウキし、見ている人も興奮します。

私たちの脳は、ゆっくりマスターしてから速くするようにできています。ヘッブの法則の例（48ページ）にもれず、何かをくり返し行なうと自動モードになり、脳に深く刻みこまれるので、もっと速くできるようになります。アスリートはこれを「刻まれる」といいます。しかし、うまくできないことが脳に刻みこまれると、活力を奪われます。

たとえ他人にはわからなくても、何かをうまくできないときは、自分でそうとわかるものです。セレスタの脳は、ゆっくりピアノを弾いたとき、難しいと感じていた小節を弾く方法を組み立てるチャンスを獲得しました。演奏のテンポとバランスがすぐに改善し、彼女は自信と活力をとりもどすことができました。「ゆっくり」は調整と学びをもたらします。

日常生活においても同じです。お皿を洗うときや洗濯物をたたむとき、散歩をするときなど、ときどきゆっくりしてみてください。そして、何をどのようにしているか、何を考え、感じているかに注意を向けてみます。これは実験と調整の時間です。数分後にふたたび速いペースに戻ったとき、楽になめらかにできるだけでなく、いちだんと速くできるのに気づくことが多いと思います。

大切なのは、「急ぐこと」と「速いこと」を区別すること。「ゆっくり」の段階を飛ばして、すぐに速く行なうのは、急ぐことです。しっかり学んでいないことをあまりに速く行なうのも、急ぐことです。それが原因で活力を失うことは珍しくないのです。

アインシュタインは「自分の目で見て、自分の心で感じている人は少ない」と言いました。あえてゆっくりすることは、脳を目覚めさせ、自分の感覚に導かれるための強力な手段です。自分と周囲にとって最善の方法を見つけ、また、それを創りだすことができます。「ゆっくり」は、身体・思考・感情と調和するチャンスをもたらしてくれます。活力を味わうために必要なのは、自分の感覚をしっかりと受けとめることです。

スコア
まったくない——1点
ときどきある——3点
よくある——5点

スコアの合計
24～35点——高い
15～23点——普通
1～14点——低い

Q

「ゆっくり」ができていますか？

1 痛みや限界を感じたときは、速度を落とし、取り組み方を変えられるように自分の動きを感じてみる。

2 ゆっくり時間をかけて食事を楽しみ、いろいろな味を体験している。

3 自分が急いでいると気づいたときは、スローダウンし、よりよい結果を出そうとする。

4 パソコンなどの操作が難しいときはスローダウンし、バラエティに富んだ解決方法を試してみる。

5 だれかと意見が合わないときは、深呼吸をして、聞くことに注意を向ける。ゆっくり考え、自分が話す量を減らす。

6 人と親密に触れあうとき、もっと感じ、もっと相手とつながることができるように、ゆっくり動く。

7 人に説明をするときはゆっくり話し、相手の理解の程度を知るために反応を観察する。

7つのうち、もっとも点数が低かった項目について、どのようにすれば改善できるかを考えてみてください。設問そのものもヒントになります。

エッセンス

6

Enthusiasm
-Turn the Small into the Great

内なる熱狂をよびさます
――小さなことが大きな変化に

熱狂は芸術家に自身を超越させる。
通常では成しえないさまざまなことにも、
熱狂はエネルギーや炎を、すべてを与えてくれる。

――クララ・シューマン（ピアニスト、ロベルト・シューマンの妻）

学校やスタジアムでスポーツの試合を観戦していて、応援しているチームが負けそうになるとエネルギーがしぼむのを感じたことはないでしょうか。そのようなときはグラウンドの選手たちの熱もさめているものです。敗色が濃くなるにつれ、ふだんしないようなミスが目立ちはじめます。そこで活躍するのがチアリーダーです。彼女たちの声援といきいきした動きに、あなたは元気をとりもどし、エネルギーをもらいます。元気になったあなたの熱狂的な応援が、選手に力を与えます。まもなく選手のプレーが変化します。そうなると、観客が応援すればするほど試合の流れはよくなります。スポーツの試合では「熱狂」の力がチームのパフォーマンスを向上させます。

私たち一人ひとりに、選手・観客・チアリーダーという三者の役割を果たす力が備わっています。グラウンドの選手のように自分の生きる世界で行動し、観客のように第三者として自身を観察して変化し、チアリーダーのように自分を励ますことで最高の状態を引き出して、エネルギーと活力を得ることができます。

熱狂は自分の意思でつくりだすことができます。ニューロ・ムーブメントの「9つの大事なこと《エッセンス》」のほかの項目と同様に、学ぶことのできる能力《スキル》です。

内なる熱狂は、学ぶことのできる能力《スキル》である

神経科学者のリチャード・デビッドソンは、「感情や気分、あるいは思いやりといった態度は、訓練可能なメンタルの能力だと考えることができる」と述べています。日常生活にこのプロセスをどのようにとりいれられるか、つぎの例で考えてみましょう。

四十歳のジェフは、スポーツジムでのウエイト・リフティングで肩を痛め、医師から手術が必要になるかもしれないと言われていました。そこまでひどく肩を痛めた理由を尋ねると、「たいへん怒っていたため、トレーニングの動作に注意を払わなかった」ということでした。怒りの原因は、遺産相続をめぐる兄弟間の争いです。実父が一年前に他界すると、兄ふたりが弁護士を雇い、ジェフともうひとりの弟に遺産が渡らないようにしようと動いたのです。

ジェフは争いが苦痛で、さっさと終わらせたいと自分も弁護士を雇っていましたが、ふたり

の兄の意図を知って以来、エネルギーをすり減らしつづけていました。彼の口ぶりからは、状況を変えるのは無理だというあきらめがうかがえました。

ジェフは、手術をしなくてもすむように肩を「治してほしい」と言いました。肩の動かし方を調整すると、レッスンの終わりにはほぼ痛みが消えて可動域も広がりました。ところが、その日の晩、ふたたび肩が痛みはじめました。翌朝訪ねてきたジェフは、なぜ痛みが再発したのかを理解できず、結局は手術が必要になるのではないかという考えに陥っていました。

痛みが数時間でもなくなったことは見すごしてはならない事実だと伝え、手術の決断を下すまえにいっしょにレッスンを続けてみようと提案すると、痛みがなくなったことは認めたものの、「どうすればよいかわからない」と、とまどっていました。

小さな変化を増幅させて、大きな変化に

肩を治したいなら、受け身ではなく積極的にレッスンに参加すること、また、「熱狂」を呼び覚ますスキルが必要だということを彼に説明しました。そして、家でできるやさしい動きを教え、小さな経験を大きなものにするために、どんなささいな前進でも喜ぶことだと伝えました。

脳は、治癒が起こる核となる場所です。小さな変化に感激すると、その変化は重要なこととして意識の前面に押しだされ、増幅されます。すると、脳はこれをとりいれて変化を発展させていきます。

私は、ジェフが落ちこみ、以前のクセに戻って肩に不快感をよみがえらせるたびに、「痛み

の再発は想定内のことなので、失望に乗っとられてはいけない」と励ましました。さらに、「ささいな変化に気づくことで〝いま・ここ〟とつながるように」と言いつづけました。好ましい変化に気づき、心のなかでそれを増幅させると、脳はその変化に注意を向け、新しい回路をつないでいくことができます。

ジェフの肩はどんどんよくなりました。そして彼は、肩を治すために使った方法を兄との相続問題にまで適用するようになりました。ジェフは、ふたりの兄の行為に対しておぼえる苦痛は、兄弟はたがいに誠実であるべきだという考え方と、兄の情けにすがるしかないという思いから生じていることに気づきました。そして、そのために意見を主張できずにみずから被害者となり、活力を奪われていたことに気づいたのです。

彼は、兄や弁護士がうまくやってくれるという考えを捨て、遺産の正当な取り分をもらうことは大切だと認識し、自分で調べ、戦略を立て、判断し、エネルギッシュに動くようになりました。すると、彼の弁護士のエネルギーも高まりました。クリエイティブになることを学び、どのような展開にも対応できる余裕をもち、裁判に勝つことができました。

数年後、ジェフは「内なる熱狂」をとりいれるようになって人生が変わったと話してくれました。力強さとゆとりを持ちあわせ、活力に満ちている彼と会うたびに、初めて会った日との違いにびっくりします。

ニューロ・ムーブメント

動きのレッスン6

ささいなことが大きな変化に

不可能を可能にするコツを身につけているような人、驚異的なことがひんぱんに起きるような人を知りませんか？　そのような人を観察すると、例外なく、自分の内側から熱意を生みだせる人だとわかるはずです。彼らは情熱を生みだし、それを盛り上げ、エネルギーにします。このエネルギーが流れると、驚異的なことが起こりはじめるのです。

短いレッスンをしてみましょう。どんなに小さな変化にも喜びを深めてください。変化が大きくなり、予想もしない結果へとつながります。

1

・イスに浅く腰かけ、テーブルに利き手のひじを立てる。指は上へ伸ばす。手首と指は、最小限の力で支えるようにする。

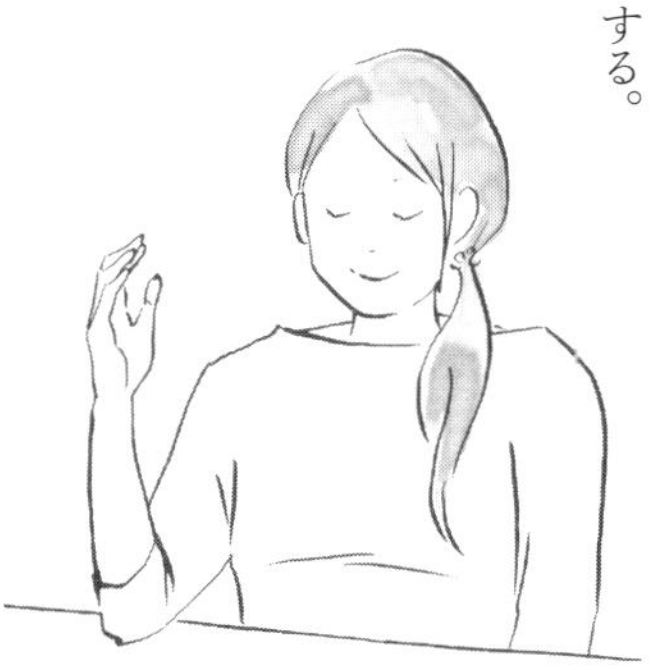

＊ここから先の動きは、ひじをまっすぐ立てたまま行ないます。

2

・てのひらを正面にむけ、手首をゆっくり曲げながら、てのひらと指を前に倒していく。とてもゆっくり、やさしく。手と指が蜂蜜のなかに沈みこんでいくようなイメージで。

・もとの位置に戻す（指をたてる）。

・この動作を7〜8回、くり返す。

3

・手首を下に曲げて、その状態で止める。

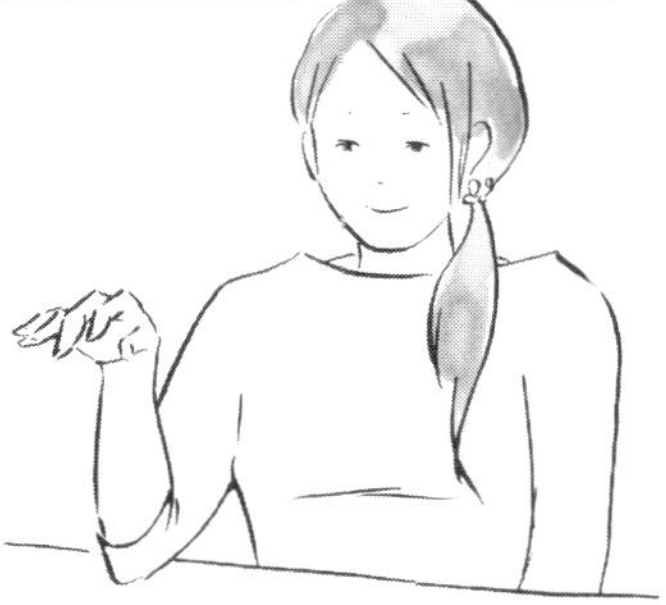

・ゆっくりとやさしく、人さし指を下に（てのひらのほうへ）動かし、つぎに上に向ける。

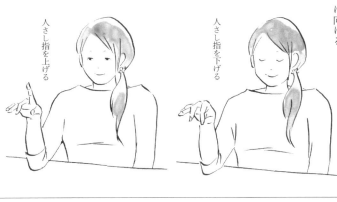

・この動作を3〜4回。このとき、てのひらと前腕の部分の動きを何か感じるか。楽に呼吸することを忘れずに。
・人さし指の動きを止める。

4

・手首を下に曲げ、その状態で止める。
・今度は、中指を立てて上に、下に動かす。ゆっくりと蜂蜜のなかを動かすように。この動きを3〜4回。
・つぎに、同じことを薬指で3〜4回。このとき、薬指といっしょに、ほかの指も動くのを感じるだろう。
・さらに、小指で同じ動きを3〜4回。
・最後に、親指をてのひらから離したり近づけたりを、3〜4回。

5

・ひじ・手首・指をまっすぐに立てて、そして、手を下にむけていく（1・2と同じ）。
・手首はさきほどより軽く曲がるか。もっと深く曲がるか。1本1本の間隔はどうか。指はほぐれたか。始めたときほど指と指とが近寄っていないのではないか。
・腕を下ろして少し休む。

6

・自分が感じている変化に興味をもち、心を熱く（熱狂）してみる。
・ささいな変化であっても、脳にはとても大きな変化だ。心を熱くすることが差異をはっきり感じとることを助け、脳は可能性を生みだす力を得る。

7

・ひじ・手首・指をまっすぐに立て、沈みこむように手首を曲げて、止める（1・2と同じ）。
・今度は、やさしく親指と小指を合わせて円をつくる。

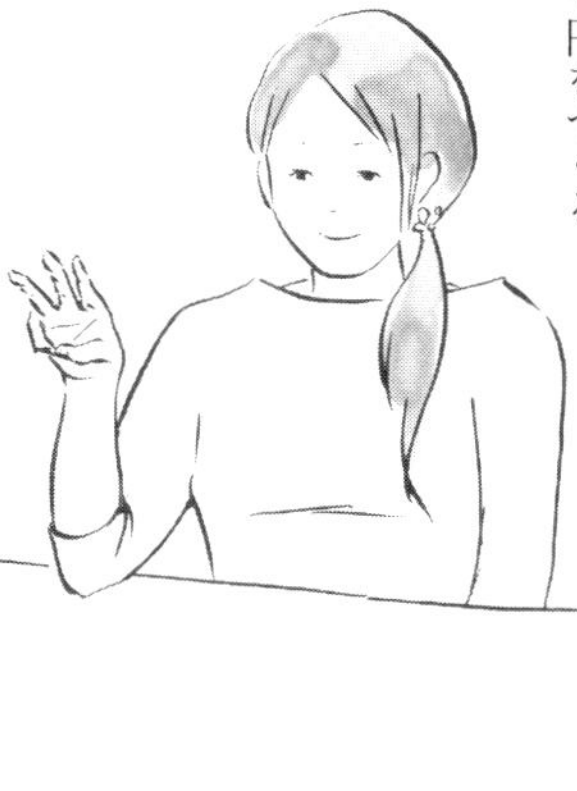

・前腕を動かしながら、円を自分の顔に近づけ、そして遠ざけるように手首を回す。

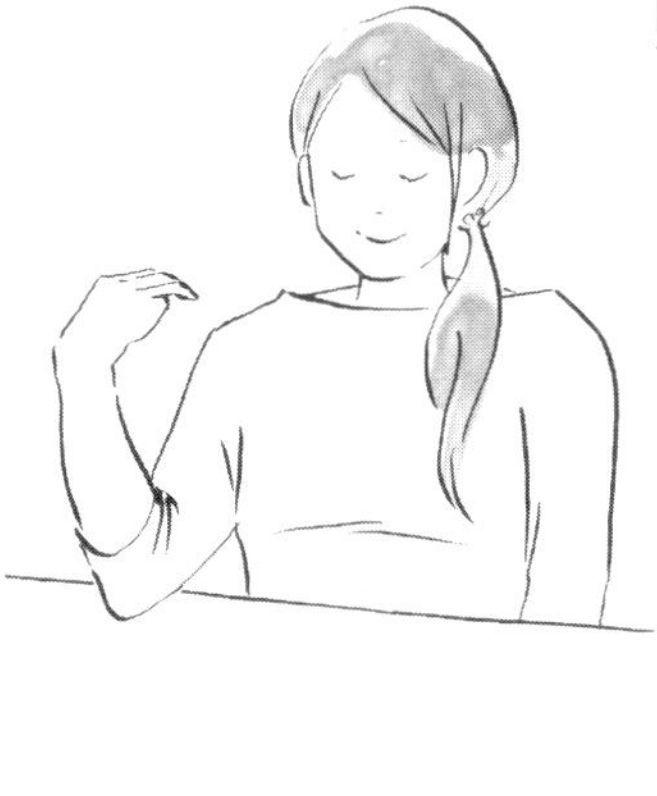

・この動作を2〜3回。
・つぎに、親指と薬指で円をつくり、同じ動作を2〜3回。

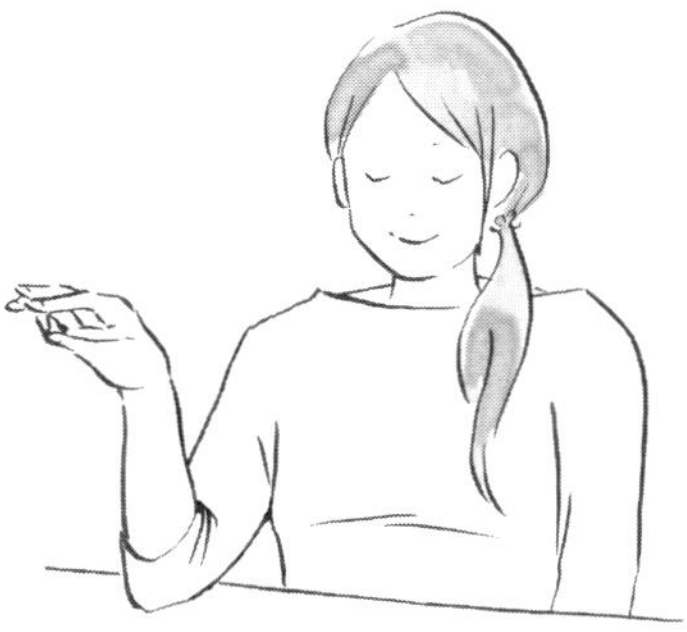

・さらに、親指と中指で円をつくり、2〜3回。
・最後に、親指と人差し指で円をつくり、2〜3回。やめる。

8

・もう一度、ひじを立てた状態から、沈みこむように手首を曲げる。
・手首がさきほどより楽に曲がるか。手がより深く沈むように感じるか。呼吸は深くなったか。変化に心が熱くなってきたか。自分にとって大事なことになってきたか。

9

・両腕を身体の脇に下ろす。利き腕の感覚はどうか。反対の腕と違うか。
・長く、軽く感じるかもしれない。利き腕の手のほうが、大きくしっかり感じられるか。
・利き腕を上げ、下ろす。反対の腕でも同じようにする。
　左右の腕にはっきり違いを感じるか。片方の肩を、軽く広く、下がっていると感じるか。
・利き手で、この本（別の本でも）を手に取り、輪郭をなぞってみる。手の感触に注意する。
・反対の手でも同様になぞる。利き手と比べて、不器用に感じられないか。

　どちらの手が好きですか？　料理をする、パソコンを打つ、愛しあう……、どちらの手を使いたいですか？　このように、小さいと思える変化に熱狂し、それを生活にとりいれていく心がまえはできましたか？

あきらめの境地からぬけだす

予期せぬ出来事に見舞われると、持てる力を使ってどうにか切りぬけるものですが、このとき、活力を失うことが少なくありません。失望感や無力感をおぼえる経験が積み重なると、やがて活力が大打撃を受けます。ジェフが痛みを克服するために使った「内なる熱狂」を生みだすためのステップを紹介します。

1　注意を向ける――失望、意欲の減退、欲求不満、痛み、活力の低下に注意を払う。怒りや非難の感情、被害者意識をもっている自分に気づく。

2　感じているものを言葉で定義する――満たされない期待が何かを認識し、そのような感情をもつのは当たりまえだと知る。

3　チャンスをつかむ――失望するのは生きたいと思うから。活力ある人生をつかむチャンスがあるということ。

4　心を決める――取り組みたいことを見つけて意識の前面におき、大事なことと位置づける。

5　行動を起こす――取り組むと決めたことに向かう行動を起こせるか、身のまわりをチェックする。行動の大小は問わない。行動を続け、必要であればコースを修正する。

6　集中しつづける――コースを外れたり、壁にぶつかったり、不安になったりしても、決めたことに意識を向けておく。気分に左右されない。

7　盛り上げる――小さな変化に気づき、心を熱くする。喜びを表現することを恐れない。それが大きな変化の兆しだということを忘れないこと。

8　奇跡を信じる――未知のこと、不可能と思っていたことは起こると認める。

反射的な興奮と「内なる熱狂」は違う

脳には新しい情報も、すでに知っている情報も送られます。新しいパターンをつくりだす脳のプロセスに火がつくのは、「重要なことが起こっているから注目せよ」というサインを脳がキャッチするからです。

公園の鉄棒に逆さにぶら下がり、親に「見て、見て！」と叫ぶ子どもがいます。このとき重要なのは、子どもが興奮していることです。興奮すると、脳はそのときしている行為に注目し、つくりだした神経回路のなかから重要なものを選びだし、強化します。興奮が脳を目覚めさせ、できた回路は役に立つものだとサインを発するのです。

子どもの興奮は、未知のことを初体験するスリルから自然に生じます。また、アイスクリームをもらっただけで飛び跳ねて喜ぶように、反射的なものでもあります。一方、大人の熱狂は、自分で意図的に高めることのできる能力《スキル》です。もちろん、予期せぬ出来事に興奮し、喜びを分かちあうのは大人になっても素晴らしいことですが、「自然な興奮」と「意図的に生みだす熱狂」は違います。大人の場合、人生における経験や出来事を大切なものとして受けとめ、それを盛り上げることのできる力――熱狂できる力――が活力を生むのです。

大人の脳は、これまでにつくりだした何百万もの神経回路のつながりやパターンのおかげで、繊細な識別ができ、正確な技術を獲得していくことができます。これは素晴らしいことで、それによって仕事や対人関係、趣味などを充実させることができますが、一方で、パターンから外れることをしなくなりがちです。その結果、生活の一つひとつが似たものになってしまいます。なにもかもが同じ環境では、活力は得られません。活力を高めるためには、脳にすでにある有効なパターンを強化すると同時に、小さな変化を盛り上げ、強化し、新しいパターンをつくるための準備が必要です。そこで、「内なる熱狂」の出番です。

ニューロ・ムーブメント
思考と行動のレッスン6・1

熱狂というスキルを磨く

情熱を傾けられることを、一時間以内に三つ選んでください。小さなことから始めます。たとえば、この本を読んで発見した新しい考え方、だれかと食事をすること、戸外を散歩することなど。選んだことに「内なる熱狂」をとりいれると、体験が盛り上がり、活力とエネルギーが高まることを感じてみます。

小さなことで熱狂を生みだせるようになったら、変えたいと思っている少し大きなテーマに挑戦してください。宿題や手伝いをめぐる子どもとの葛藤、パートナーとの関係、収入を増やすといったこと……。状況をいくつかのパーツに分け、変えたいと思う要素に「内なる熱狂」をとりいれます。実際の場面だけでなく、一日に一、二分、頭で考えるだけのときにも熱狂を生みだします。

選んだことに熱狂を生みだしつづけて、波はあるにしても、あなたやあなたの周囲が驚くような方法によって、状況が変わっていくようになるのを観察してください。

たえまない痛みに苦しむ女性とのレッスン

この仕事を始めたばかりのころ、私はレノアという女性によって「熱狂する力」に開眼させられました。

初めてレッスン室に入ってきたとき、彼女はたえまない痛みにさらされているかのように歩き、生気がほとんど感じられませんでした。レノアは当時六十代で、ホロコーストの生存者でした。ナチスの強制収容所の記憶を心身に抱えつづけているのも無理はありません。身体のあちこちが痛み、消えることのない恐怖と不安のため家から出られず、活力ある人生を味わえないでいるといい、何をしても苦痛と恐怖が和らぐことはなかったということでした。

話を聞くうちに、私も彼女の失望と恐怖を感じはじめました。彼女がレッスンを受けにきたのは、よりよく生きたいと願うからですが、心のどこかで、そんなことは無理だと思いこんでいるように見えました。

彼女の肩に手をおいて動かそうとしたとき、全身のあまりの硬さと調和のなさに、「助けることはできない」と思いました。私は、自分が内側から止まるのを感じました。すると、まさにその瞬間、レノアがじっと息をつめたのです。

私の考えに呼応してレノアは息を止めたのか――。私は自分の考え方と感覚を希望的なものに変えようと意識しました。そのとき、彼女が何十年もまえに想像を絶する強制収容を生きぬくことができたのは、知性と生きる意欲があったからだ、と思いあたりました。その知性と生命力に働きかけることができれば、脳が新しいパターンをつくり、人生に新しい可能性を開く手伝いができるはずです。

私が考え方を変えて情熱をこめた瞬間、レノアは息を深く吸い、呼吸を始めました。もういちど確かめてみようと、あえて望みのない考えに逆戻りしたところ、ふたたび彼女は息をつめました。これを最後に、私は情熱を忘れることを自分に禁じました。変化できるという能力に対して私が熱狂を高めると、レノアは心を開き、反応を始めました。彼女といっしょに小さな変化をとりあげ、熱狂的にこれを前面に引き出すようにしていると、動きがほぐれて流れるようになり、痛みも和らぎました。一瞬一瞬への前向きな姿勢を反映して、外見も変わっていきました。それはまるで、氷の像がみずみずしい人間へと生まれ変わったかのようでした。

この経験は、私にとっても人生の転機となりました。情熱が人間の生命にきわめて大切であり、心・からだ・魂を変え、身体を実際に変えるとわかったのです。熱狂がともなうと動きが楽になり、新しいものを受け入れられるようになります。習慣を変えやすくなり、思考はより明晰で独創的になります。私にとっては、子ども時代の興奮を再発見する日々でした。ただし、そこに大人の注意力と意図的にとりいれた技術を加えました。

情熱のなさもまた学習されてしまう

レノアのような極端な苦しみではないにしても、困難はだれもが経験します。よい日もあれば悪い日もあり、成功も失敗もするのが人生です。自分や愛する人の人生をよりよくしたいと願い、創造力を発揮して自分を表現していくのが人間といえるでしょう。

大人になると、健康や活力、成功をつかむ力は、内なる熱狂を生みだす能力に大きく左右されます。困難に直面したとき、情熱が足りなければ、自分の内と外の資源を十分に活用できません。解決法を見つけ、生みだす力がもっとも必要とされるときなのに、エネルギーが低下し、活力を失います。

「情熱がない」ということも学習され、習慣となります。人間に欠かせない情熱というものがなければ、自分が枯れてしまうだけでなく、周囲の人まで枯らしてしまいます。活力と人生の魔法が消えるのです。トラウマを抱えたり、大きな悲しみを負ったり、希望をかなえられないからという理由にかぎらず、日々の生き方によっても情熱は失われます。

うつをはじめとして、さまざまな気分をもたらす脳内の神経伝達物質が解明され、自分の運命を握るのはそのような化学物質だと考えることがあるかもしれませんが、私たちの態度や行動もまた、この物質に影響を与えることができます。カリフォルニア大学ロサンゼルス校のジェフリー・シュワルツは、「意図や意識がともなう取り組みは脳の機能を変えることができるというエビデンスがあり、脳内の化学現象を変えることができる」と述べています。

小さな進歩では喜べない態度が、燃えている炎を消す

アインシュタインは、「常識とは、十八歳までに獲得された偏見のコレクションだ」と言いました。早期に身につけたそのような偏見は、インスピレーションを通じて変えるべきものでしょう。そのとき、ニューロ・ムーブメントのレッスンが役に立ちます。

痛みがあると、全体的な力学に原因を求めずに、痛みのある部分に注目することが一般的なようです。しかし、実際は痛みに注目することで、それをひき起こしている脳や行動のパターンを増幅させ、強化してしまうのです。背中が痛むとき、一般的には背中を治療しますが、一

方で、手術ではなく身体とライフスタイル全般に目を向ける取り組みを紹介する整形外科医が増えています。手術をしてもよくならないからです。

私はレッスンを行なうとき、家族の情熱にも関心を向けることが少なくありません。子どもに取り組むときは親の様子もみます。子どもがまだできないことに親が注目をしていると、本人の発達が制限されてしまうことがあるからです。

神経系に課題があり、読むことが苦手な六歳のマギーは、レッスンを始めて二か月間で進歩をみせていました。それでも「年齢相応レベル」の読み方には達しないため、教師でもあるマギーの母親は、感激を表現することがありません。この母親は自分でも気づかないうちに、娘が喜びを感じ、とても大事な小さな変化を増幅させることを難しくしていました。

母親しか支援者がいなければ、マギーは力を伸ばすことができなかったかもしれませんが、父親が自分の熱狂を高めるスキルを開発しはじめました。彼と私がどんな小さな進歩にも喜びを表すようにしていると、数週間でマギーの読む力はぐんぐん伸びました。かつて娘の課題を重荷と受けとめ、二十歳老けこんだという父親は、娘の成長とともに熱狂するスキルを高め、自分の人生に情熱と活力を呼びこみました。ついには母親も、娘がまだ「完璧」ではなくても心を熱くするようになりました。

マギーの母親に当初みられた姿勢は、本人だけでなく、まわりのすべての人の情熱を削ぐものです。これは、燃えているロウソクにコップをかぶせるようなもので、酸素不足から炎はやがて消えてしまいます。マギーの父親のように、思いきって小さなことや大事そうには見えないことにも感激すると、脳に新しいパターンと可能性が育まれ、活力の炎が灯ります。

熱狂とは、気づきと創造力を高め、身体に深く刻みこまれている反応の仕方に、幅広い選択肢を与えてくれる究極の進化のプロセスだといえます。これをとりいれると、これまで手にすることのできなかった高いレベルの活力を楽しむことができるのです。

ニューロ・ムーブメント

思考と行動のレッスン6・2

活力への道を行く

「内なる熱狂」はリーダーシップの核心です。自分と周囲の人たちの人生において、パワフルで前向きな力になることは絶大な活力の源です。

家庭や職場で、政治討論や家族との議論の場で、あるいは悪い知らせを聞いたとき、不平不満・うわさ話・怒り・偏見・絶望などへの誘惑を避けてください。それと同時に、状況を否認するのではなく、そのなかで真摯に心を熱くできることに注意を向けてください。

明るい未来がひらけるチャンスがあるということにさえ、心が熱くなるかもしれません。熱狂を生みだし、エネルギーを高めるようにすると、周囲の人たちの活力と熱狂のレベルも高まることを体験してみましょう。

私たちは活力への道を日々選択している

脳神経学者のマイケル・マーゼニックはつぎのように述べています。

「私たちは、刻々と変化する自分の心をどのように働かせるかを瞬間、瞬間で選択し、刻みこんでいる。つぎの瞬間、自分がどのような人間になるかをまさに現実に選択し、その選択が物質として存在する私たちの身体に形状として刻まれる」

私たちの脳は、生存本能があるために自動モードで危険に反応するあいだにも、進化し、機能をアップグレードしています。脳は選択肢を生みだす自由を獲得し、識別力と効率を高めています。

宇宙の万物は、秩序のない乱雑な状態（エントロピーが増大する）へ向かいます。しかし、エネルギーによって、秩序がつくられます（負のエントロピー）。地球はつねにエネルギーを消耗しますが、同時に、毎日、太陽から受けとるエネルギーによって、あらゆる生命が育ちます。花は枯れて土に還るとき、エネルギーをもつタネを落とします。宇宙はつねに秩序の崩壊と構築のサイクルをくり返します。人間もそうです。

本書が示すスキルを探究することは、衰えや活力喪失へ向かう自然の力をまえに、秩序へと向かって脳を鍛えるということです。一度このようなスキルを習得すれば、日常生活の何をするにも、その質を高めることが可能です。子どもやパートナーに話しかけるとき、励ますように話すのか、けなすように話すのか、やりとりが長年つみ重なれば、活力には天と地ほどの差が生まれます。

問題を解決しようとするとき、イライラしながら取り組むと、穏やかに情熱をもって取り組むときよりもエネルギーを消耗します。テニス選手が素晴らしいサーブを決めるときに使うエネルギーは、下手なサーブのときより少ないものです。脳が獲得した秩序の精度の差がそうさせるのです。

ニューロ・ムーブメント

思考と行動のレッスン6・3

熱狂は、自分にも周囲にも活力をもたらす

英語のenthusiasm《エンスーズィアズム》（熱狂）の語源は、「神々から息を吹きこまれた」という意味の古代ギリシャ語です。私たちは熱狂するたびに、自分と周囲の人びとに活力を与え、これを高めてくれる人智を超えた力に触れています。けれども、熱狂を出し惜しみし、自分の熱狂の正しさが証明されるのをただ待っている人が少なくありません。

あなたが熱狂することを躊躇する相手や状況について、心から熱狂できるところを見つけ、素直に気前よく熱狂してください。相手が力を得て開花しはじめるのを確認できたら、つぎに熱狂することを探します。熱狂を物惜しみせず、神々に息を吹きこまれながら、素晴らしい活力のうねりを体験してください。

セルフチェック

スコア
まったくない――1点
ときどきある――3点
よくある――5点

スコアの合計
24〜35点――高い
15〜23点――普通
1〜14点――低い

Q

情熱を高めるスキルを磨いていますか？

1 いつもの運動をするとき、ちょっとした向上に気づいてワクワクする。
2 難しい局面で、問題を解決するための情熱を生みだすことができる。
3 子どもやパートナーや友人が頼みごとをしてくれたとき、その結果が完璧でなくても、心を熱くすることができる。
4 自分のエネルギーが停滞しているときはそれに気づき、情熱を呼び覚まそうとする。
5 内なる熱狂が実在すると知り、自分には、人生のあらゆる局面でたえずこれを生みだす責任があると思っている。
6 うまくいっている人がそばにいると、楽に心を熱くすることができる。
7 大きなことにも小さなことにも熱狂することができる。

7つのうち、もっとも点数が低かった項目について、どのようにすれば改善できるかを考えてみてください。設問そのものもヒントになります。

エッセンス

7

Flexible Goals
-Make the Impossible Possible

目標設定はゆるやかに
——不可能を可能にするために

大事なのは目標に到達することではなく、その過程において出会う事柄だ。

——ハヴロック・エリス（『性の心理』著者）

人生に目標をもつことは大切です。しかし、そのことで活力が増進することもあれば、逆に減退することもあります。行きづまる、変化に抵抗する、自分を閉ざしてしまうといった活力低下を示すような状態は、その原因を「目標に向かうときの方法」に遡ることができるでしょう。ニューロ・ムーヴメントを通じて、それがわかるようになります。

私たちは、ほしいものを手に入れるのに直接役に立ちそうもないものは避けて通るものです。「がんばれ」「突き進め」という表現には、最短・最速のルートで目標に到達すべきだという響きがあります。しかし、近道だと約束された道がじつはそうでないことは多く、失望や落胆に行きつくことも少なくありません。

目標をゆるやかに設定し、これに柔軟な姿勢で向きあうと、あまり苦しまずに多くのことを達成でき、新たな可能性までもが開けます。当初の目標に完全に達しなくても、プロセスをおおいに楽しんで活力を維持しながら、むしろもっと高いレベルの到達へとつながります。それは遠まわりなどではなく、成功へのより確実な道であり、活力のためには不可欠です。

目先の目標にとらわれると罠にはまる

ドキュメンタリー映画の *Animals Are Beautiful People*（邦題「ビューティフル・ピープル／ゆかいな仲間」）には、特定の目標に固執するとどうなるかを教えてくれるエピソードがあります。

カラハリ砂漠のヒヒは、人間やほかの動物から用心深く守ってきた水場をもっています。ハンターは水場のありかを知るために、まずはヒヒがよくやってくる蟻塚に仕掛けをします。蟻塚に、ヒヒが指を伸ばせば手を突っこめるほどの直径の穴を掘り、そこにヒヒの好物のタネを仕込んでおきます。好奇心の強いヒヒは穴を探り、好物のタネを見つけると、手を伸ばしてそれを握ります。しかし、握りこぶしをつくった手は、穴から抜けません。ハンターが近づくとヒヒはパニックを起こして叫び、七転八倒します。けれどもヒヒは、手を開いてタネを放すことができません。首にロープをかけられ、反対の手をつかまれてはじめて、穴の中でこぶしを開きます。

ヒヒはひと晩、木につながれ、塩の塊を与えられます。すると、塩の塊を食べて猛烈にのどが渇いたヒヒは、翌朝、ロープを外されると一目散に水場へと駆けていきます。渇きを潤すという欲求をまえに、水場を守ろうとする習性も知恵も吹っとんでしまいました。

私たちは目標に向かって一心不乱になるあまり、タネを手放すことができないヒヒのようになることがあります。

ランナーズハイの危険

もっと極端な例を紹介しましょう。数年前のシカゴマラソンでの出来事です。

大会当日は湿度が高く、気温も三十二度まで上昇したため、レースは途中で打ち切りになりました。ところが、何百人もが極度に不快なコンディションを無視して走りつづけました。主催者は止めに入りましたが、三十代の男性が亡くなりました。マラソンを走りぬくという目標への強い執着が、命に直結したのです。これは、目先の目標に向けて一途になることの最悪の結果を示す例といえるでしょう。

フィットネスにとりつかれると、トレーニングの度が過ぎてケガに至ることが少なくありません。これは子どもたちのスポーツへの取り組みでも問題になっていて、未熟なトレーニングによるケガの治療が一大産業となっています。

日常生活でゴールを厳格に目指すあまり、代償に気づかないこともよくあります。結婚まもない若い夫婦が、目標にしていた家や車を手に入れたことで、ローンの支払いに追われ、ふたりで楽しむ時間を失って、ストレスをためこんでしまうケースなどです。

ニューロ・ムーブメント──思考と行動のレッスン7・1

予期しない結果をくり返さないために

あなたが、目隠し（ブリンカー）をつけた競走馬のように、ゴールに向かって邁進したときのことを思い出してください。

ゴールしか眼中になかったはずです。そのようにしてものごとを達成したとき、望まない結果をともなうことはありませんでしたか？　ケガをしたり、大切な関係にひびが入ったりしませんでしたか？　そのことで、あなたの活力や喜びにどんな影響が出ましたか？

想像の世界で視野を自由に広げ、同じゴールを目指してみてください。途中で目にしたものが、あなたに別の選択肢を選ばせることはありませんか？　付随する望まない結果が減るのではないでしょうか。

固執によるパターンを手放すことから

さきほどのヒヒの場合、タネをつかむという脳のパターンがいったん活性化すると、それ以外の選択肢がなくなりました。私たちも設定した目標に固執すると、目標に達するための特定の行動パターンにはまっていきます。そうなると、何が起ころうともそのパターンをくり返し、こぶしを握りしめたヒヒのように、みずから罠《わな》に陥っていきます。ほかのものが見えなくなり、別の方法があることを想像できなくなります。同じことをくり返している脳には、発明や発見、変化や進化をもたらす余地がほとんどありません。

生存競争を生きぬくために急速に成長する動物とは違い、人間は、無数の情報のピースを集めて統合し、さらに洗練させ、創造しながら、ゆっくりと成長していきます。人間が偉業を成しとげられるのは、新しい経験や情報が流入することで脳が成長し、変化をとげていくからです。人間が、この本来設計された方法にしたがって順境を得るためには、目標に向かって猪突猛進するのではなく、生きるというプロセスにどっぷり浸かるための時間が必要だと知ることが賢明ではないでしょうか。

遊びとゆとりがゴール達成に必要なわけ

柔軟性がないと、目標に向かう過程で行きづまるかもしれません。脳に新しいものをとりいれるチャンスがなくなるからです。

動物行動学者で生物学者のパトリック・ベイトソンは、「遊ぶことが、ゴールに到達するために一番よい方法だ」と言いました。仕事では、最短・最速で決められたゴールに猛進しがちですが、遊びなら、間違った終点へと急ぐ誘惑を避けられます。遊びのゴールはゆるやかで、多様に変化をしながら、必要なときにはコース変更できる余裕が脳と心と身体に生まれます。すぐれた芸術家や科学者は、時間をたっぷりとり、遊びと探究のゆとりをもつことの恩恵を受けているものです。アマデウス・モーツァルトはこう回想したといわれます。

「私はあるがままに自分らしく、まったくひとりで、朗らかでいるとき――馬車で旅をするとき、食後に散歩をするとき、あるいは眠れない夜——、アイデアがわいて豊かにあふれだす。アイデアがいつ、どのようにやって来るかはわからない。自分でつくりだすこともできない」

人間の脳は、必要なものを発見し、その必要に応じて解決策を刷新できる並はずれた力を秘めています。思いがけない解決策は、人生を興味深くダイナミックなものにしてくれます。子どもが初めて話したり、歩いたりしたときに感じる喜びや興奮は、発見して能力を獲得するというプロセスに、思いのままに没頭することからくるものです。そのようなとき、子どもは、力がわいて、自分の内側からの働きによってその行為を達成できたことを知ります。

大人にとっては、目標をゆるやかに設定することで、この子ども時代の経験を再現でき、歓喜をともなってゴールを目指すことができるのです。

ニューロ・ムーブメント
動きのレッスン7

ゆるやかな目標で、思いがけない自由を味わう

では、「骨盤をゆったり揺らすように動かす」というゆるやかな目標を設定し、股関節の動きが楽になるのを体験してみましょう。

［ストレッチではなく、骨盤の動きによって股関節の可動域を広げるレッスンです。「骨盤を動かす」と説明している箇所は、原書では「roll the pelvis」と表現されています。roll（転がす、揺らす、回転する）のイメージをもって行なうとよいと思います　——　訳注］

準備

・からだを締めつけない服装で、じゅうたんかマット、または薄いクッションに座ります。

・靴は脱ぎます。15分ほど邪魔が入らない時間を確保してください。

ステップ1　はじめの確認

・ひざを立てて脚を開き、左右の足の裏を合わせる。手は後ろについて身体を楽に支える。

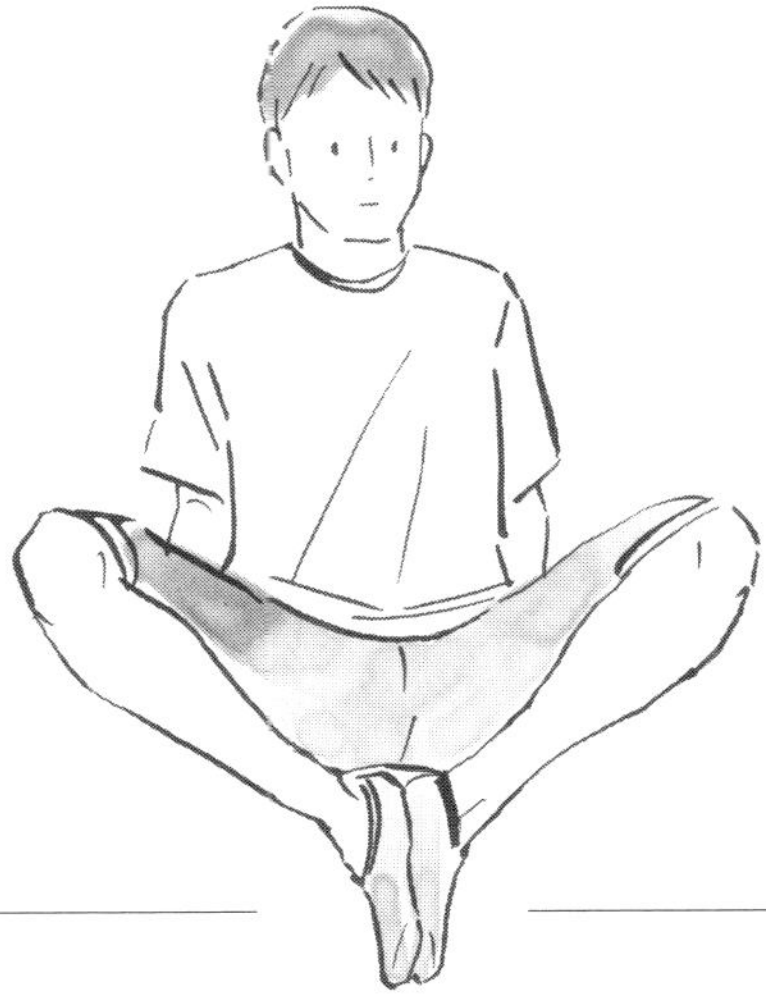

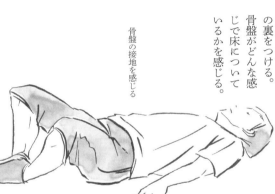

・ひざが床からどれくらい離れているかを見て、覚えておく。どちらかのひざが床に近いかもしれない。

・手をひざにおき、内側から下に向けてやさしく押してみる。無理はしない。

・違いがみられたか。おそらく、みられないだろう。足を伸ばす。

ステップ2　骨盤を上下に動かす

1

・背中をつけて仰向けに寝る。腕は横におく。

・ひざを曲げて左右に開き、左右の足の裏をつける。骨盤がどんな感じで床についているかを感じる。

骨盤の接地を感じる

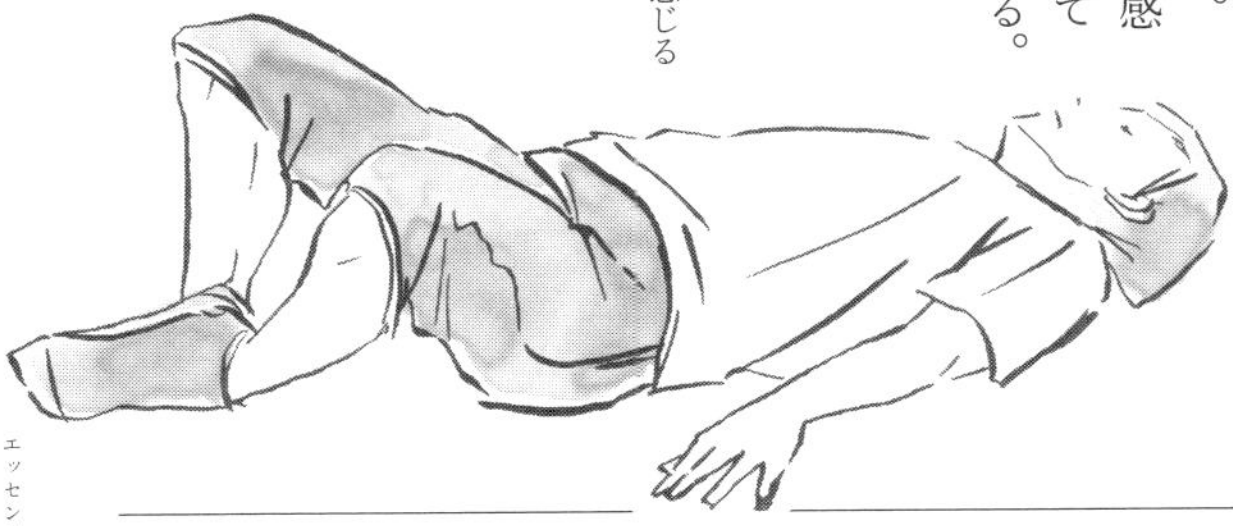

・お腹を引っこめ（腹筋を縮め）、背を丸めると、骨盤が少し上のほう（頭のほう）に動く。このとき、背の下のほうが床に押しつけられ、尾てい骨が床から上がるのを感じるだろう。

・お腹の筋肉をゆるめると、骨盤が下のほう（足のほう）に動く（尾てい骨は床につく）。

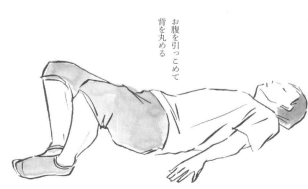

お腹を引っこめて背を丸める

・この動きを6〜8回くり返す。
・ゆっくりと足を伸ばし、休む。身体がどのように床についているかを感じる。

2

・ひざを曲げ、足の裏と裏をつける。
・今回は、背の下のほうをゆっくり、やさしく反らせ、骨盤を下のほうに動かす。
・背の下のほうが床から離れ、尾てい骨に圧力がかかっていく。
・もとに戻る(尾てい骨は床から離れる)。
・この動きは、しっかりお腹を突きだしながら行なうこと。

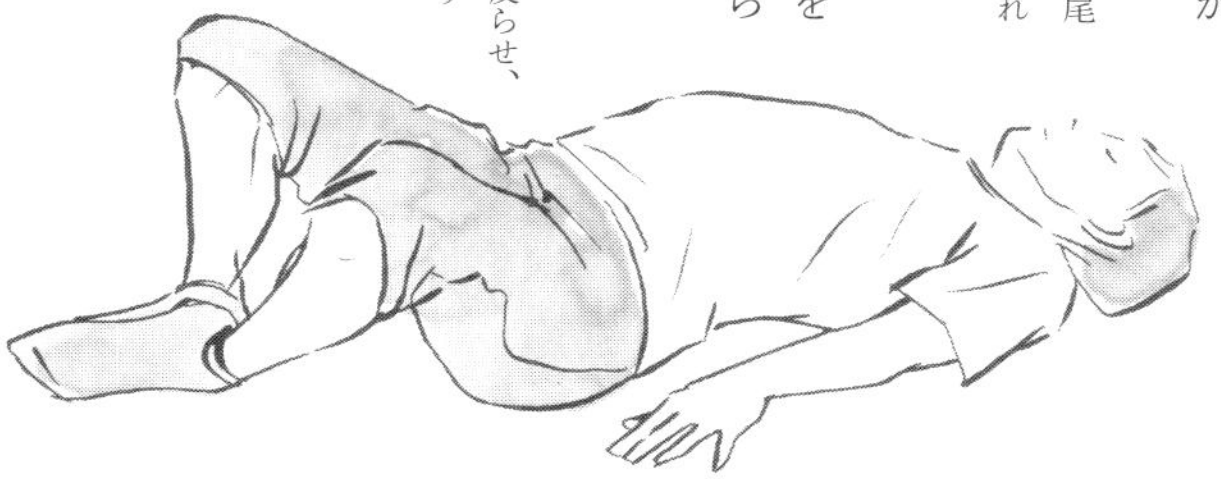
背をやさしく反らせ、お腹を突きだす

・6〜8回、ゆっくりと、快適に感じる範囲で行なう。
・骨盤を下に動かすと、ひざが開くのを感じるか？
・脚を伸ばして休む。身体がどのように接地しているかを感じる。床にぴったり接している部位はあるか。
＊つぎは、1と2の動きをつなげて行ないます。

3

・ひざを曲げ、足の裏と裏をつける。
・お腹を引っこめながら、骨盤を上のほうに動かす。

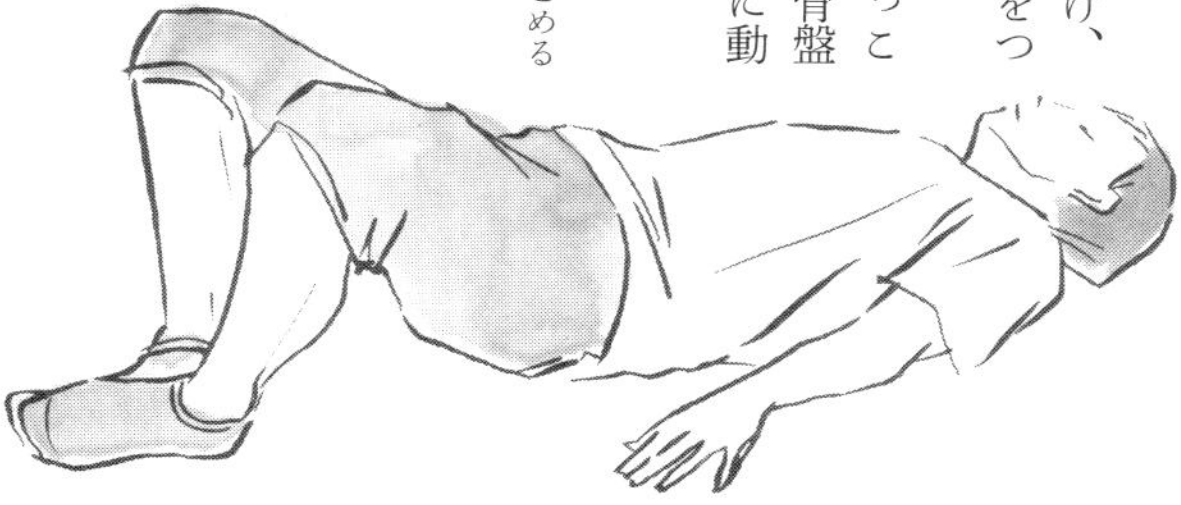

・つぎに背を反らせ、お腹を突きだしながら、骨盤を下のほうに動かす。
・このふたつの動きをつなげ、ゆったりと(上下に)行ったり来たり、骨盤を揺らしながら、4〜5回行なう。

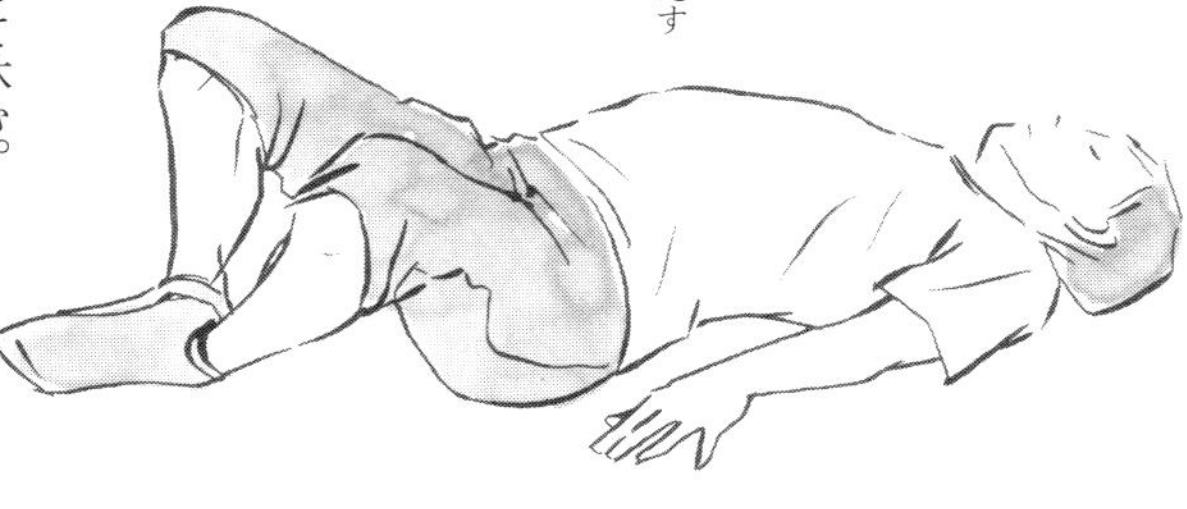
お腹を突きだす

・脚を伸ばして休む。
・床にどのように寝ているかを感じる。身体の接し方に何か変化を感じるか。呼吸に変化はあるか。深くなったか。

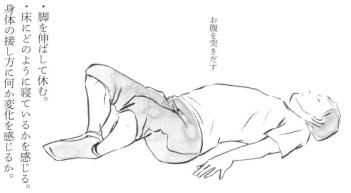

ステップ3 骨盤を左右別に動かす

1

・ひざを曲げ、足の裏と裏をつける。
・今度は、背の下のほうを「左側だけ」反らせて、骨盤を右に動かす。圧力は右の臀部にかかっていく。右ひざが床に少し近づくだろう。

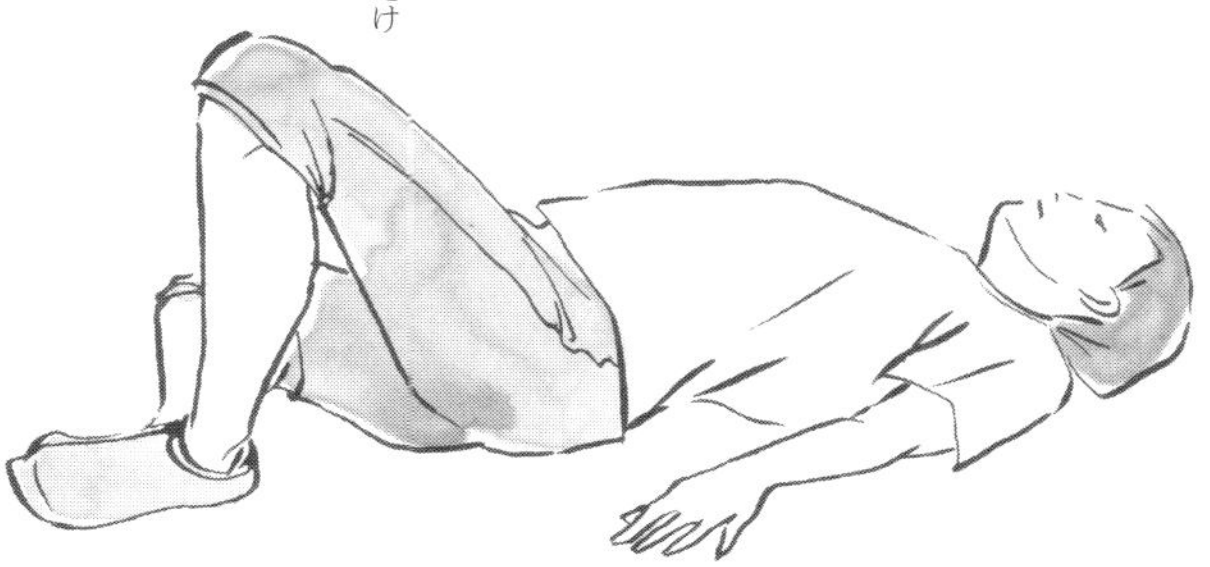

・この動きは、左のひざを天井に向けて持ち上げるのではなく、背と骨盤で行なうようにすること。毎回、お腹を右に押しだすように意識すること。
・4〜5回行なったら、休む。

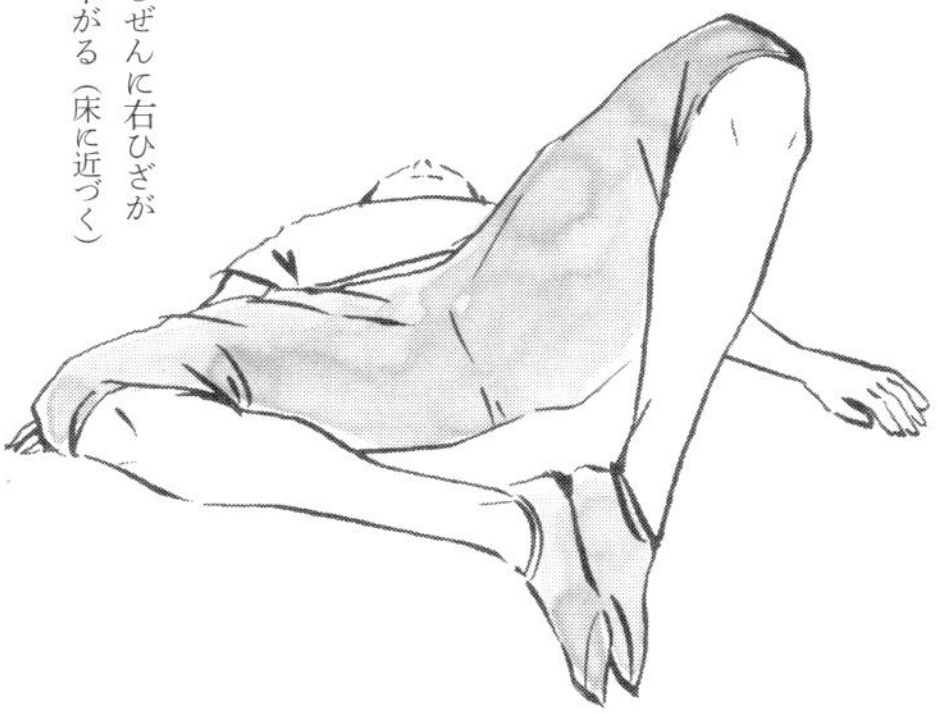
しぜんに右ひざが
下がる（床に近づく）

2

・ひざを曲げ、足の裏と裏をつける。
・つぎは、背の下のほうを「右側だけ」反らせ、骨盤を左に動かす。圧力は左の臀部にかかり、左ひざが床に近づくだろう。
・右のひざを天井に向けて持ち上げるのではなく、背と骨盤を動かすようにすること。毎回、お腹を左に押しだすように意識すること。
・4〜5回行ない、脚を伸ばして休む。横たわった感じに変化はあるか。

＊つぎは、1と2の動きをつなげて行ないます。

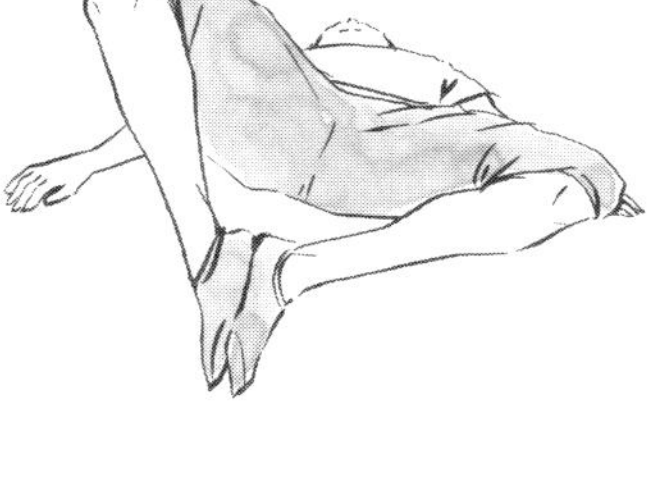
右側だけ反らせる

3

・ひざを曲げ、足の裏と裏をつける。
・上で説明したふたつの動作を続けて行なう。骨盤を右へ、左へと、行ったり来たり、ゆったりと揺らすように動かす。左右のひざは交互に床に近づく（骨盤が右へ左へと動くとき、ひざも右へ左へと動く）。
・この行ったり来たりを、軽く、楽に、5〜6回行なう。脚を伸ばして休む。

ステップ4　ふたたび骨盤を上下に

・ひざを曲げ、足の裏と裏をつける。
・ここで、ステップ2をもう一度やってみる。
・骨盤を上のほうに動かしながら、お腹を引っこめる。つぎに、骨盤を下のほうに動かしながら、お腹を突きだす。
・さっきと違いはあるか。楽に、大きく、スムーズに動くようになったか。両ひざが開くようになったか。

ステップ5　ふたたび骨盤を上下に

・座って、最初のポーズをとる。ひざを開いて足の裏をつけ、手は後ろにつく。
・骨盤を前に動かしてお腹を突きだし、ひざを見る。最初に比べて、床に近づいたか。

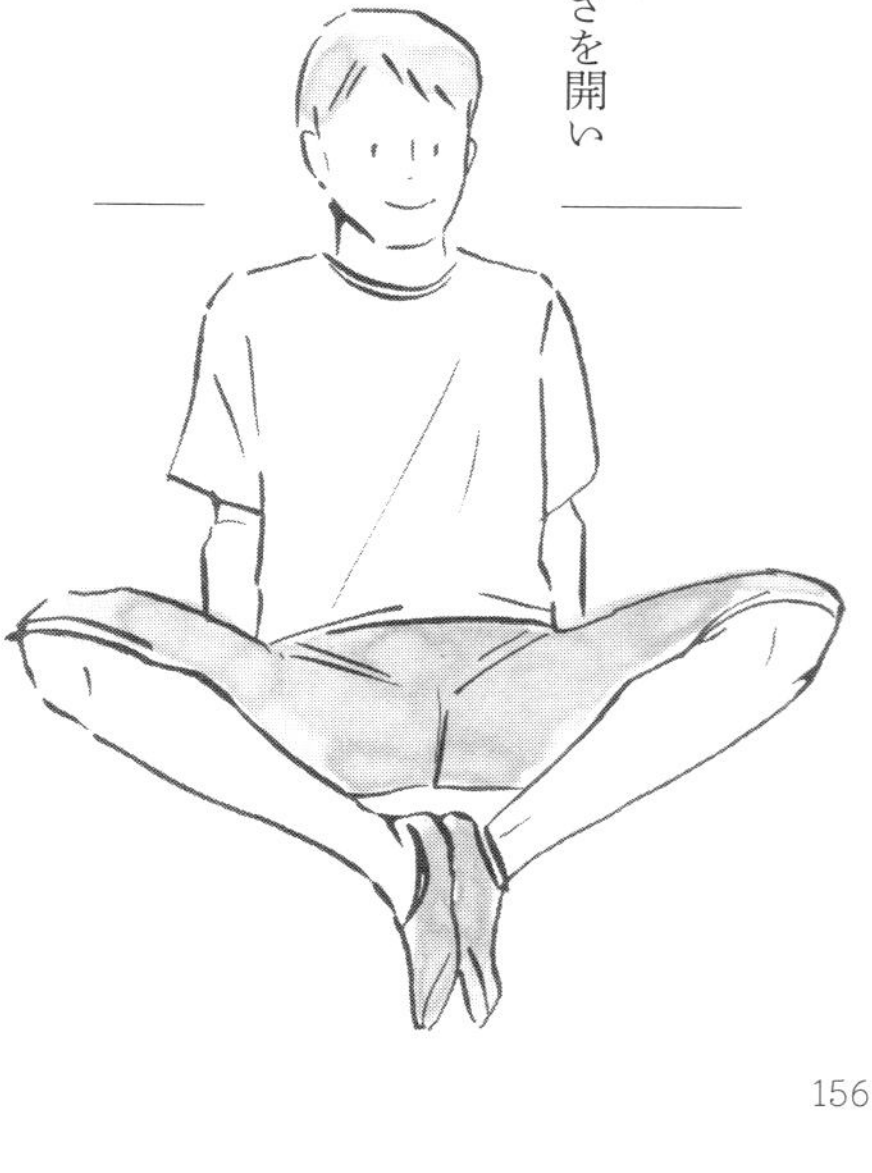

立ち上がり、立った状態で、いつもとの違いを感じてみます。背が高く、軽くなったと感じたり、地面にしっかり立っている感じがするかもしれません。歩きまわります。腰が楽になったと感じますか？　歩くステップがいきいきと弾むようになったでしょうか。

脳は柔軟でオープンな方向へも機能する

現代心理学の先駆者であるアブラハム・マズローは、人が夢中で楽しんでいるとき、人間に何が起きているかを探究しました。マズローは、著書『人間性の最高価値』(誠信書房)のなかで、融通のきかない一直線のゴール設定は、生きる価値を与えてくれる人生の喜びを奪うと述べています。彼は、自己発見のあらゆる努力に、余白をあけておくことを重視しました。

マズローの提唱するゴール設定は、私たちが子どものころに経験した自己発見と進化のプロセスに相応するものです。人間は五歳までに著しい成長をとげます。注目すべきことは、この期間の子どもは、ゴールに向かって時間割を立てるわけでもないのに、多くを達成することです。新しく見つけた能力を使い、それを喜びます。

成功者の人生を調べてみると、定めた目標に向かうと同時に、無限の可能性にも向きあっていることがわかります。外から新しい情報をとりいれるとともに、内から新しい可能性を生みだすことが脳には可能です。

私たちの脳は、厳格な自動モードのパターンで機能することもできれば、高揚し、オープンで柔軟なパターンで機能することもできます。ゴールに向けて精力的に働きながらも、内と外の刺激やチャンスに意識をとぎすませて反応することができます。脳がそのように機能するとき、私たちはそのときどきの必要に応じて柔軟にコースを変更することができます。

ゆるやかな目標へのステップ

目標をゆるやかにもち、より高い次元のゴールと活力、心と身体の状態をもたらしてくれる12のステップです。

1　明確に定義する――あなたが望むもの・望む状態を、細部まで明確に言葉にする。

2　プロセスを設計する――自分が積極的に関わるプロセスであることを念頭におく。どれだけ時間がかかるかはわからない。いままでのやり方では変化は起こらないだろう。時間をかけて、感じ、創造し、探究し、発明するチャンスを脳に与えよ。

3　考えを巡らせる――新しい道がどのように開けているか考えをめぐらせ、定型的な失敗のパターンに陥らないように。

4　ときに引き下がる――結果よりプロセスに注目すること。ただ突き進むと調子を崩してしまう。あまりに速く熱心にやりすぎると、限界を学ぶことにもつながる。

5　遊ぶ――子どものように楽しむ。試行錯誤は無駄ではなく、未知に踏みこんでいくということ。脳は新しい情報によって活性化し、新しい可能性と方法を発見する。

6　柔軟に取り組む――進むにつれて目標を調整したり、目標そのものを変えたくなるかもしれない。ほかのものを探しているときに素晴らしい突破口が開けることがある。

7　微調整する――前進しながらも、それが心から望んでいることか自問し、微調整する。人間関係や仕事に関わる目標についても、日常のごくシンプルな目標についても。

8　手放す――結果をコントロールしようとしない。結果を恣意的に狭めると、いままでのやり方で推論し、すでにあるものを再生することから先に進めない。脳は創造し、何十億もの情報を統合する自由を必要としている。新しいことはそのように発生する。

9　意図して選ぶ――結果よりプロセスに意識を向けると、何をどうするかを選択できる力をいつでも手にすることができ、ゴール達成のための独自の道を発見できる。

10　間違いを活用する――間違いを喜んで活用する。間違いは脳にとって新しい情報であり、方法を発見するための宝の山だ。間違いを恐れると、エネルギーをたれ流し、小さな目標しか達成できなくなる。最悪の場合、目標そのものをあきらめるようになる。

11　可逆性の効果——ゆるやかに取り組み、目標に到達している自分、到達していない自分の両方を穏やかにイメージする。このとき脳は高い次元で働き、どの方向にも自由に開かれ、予想外の素晴らしい可能性を生みだす。

12　自由になる——主導権について自問する。恐れにとらわれた自動モードの自分が、選択肢や行動をコントロールしてはいないか。人間の利点を最大限に生かして、探索と発見に時間をかけているか。長所を活用しよう。

真の活力はプロセスのなかに

フェルデンクライス博士のもとで学んでいた駆けだしのころ、ダウン症の子どもと関わったことがあります。私が初めてレッスンをした子どもでした。

初回のレッスンを終えて途方に暮れた私は、すぐにフェルデンクライス博士に助けを求めました。状況を説明すると、博士はできることをいくつも教えてくれました。教えてもらったことをつぎのレッスンで実践すると、魔法にかかったように子どもは集中し、私のあらゆる行為に興味を示しました。私は、何をすればよいかがわかったと思いました。

翌日も同じような魔法を期待してレッスンを行ないましたが、子どもはもじもじするばかりで、興味をほとんど示さないではありませんか。愕然としました。私は博士に電話でこう言いました。「先生は間違いなく天才です。でも、私はなんなのでしょう。言われたようにすると魔法のようにできましたが、魔法が切れると振り出しに戻ってしまいました」。

すると、博士はこう言ったのです。「アナット、きみは上手なテクニシャンになるか、世界的なアーティストになるかの選択を迫られているのだよ」。そして、私がこのどちらになるかは、ゴールを目指す姿勢しだいだと説明してくれたのです。

いますぐに結果を出すことを求めるなら、それなりの技術者にはなれます。博士は、（世界的なバイオリニストの）ヤッシャ・ハイフェッツのように最高峰に到達できるプラクティショナーになりたければ、かなり違う方法で取り組まなければならないと言いました。

フェルデンクライス博士はまた、パリのラジウム研究所でフレデリック・ジョリオ＝キュリーと研究をしていたときのことを教えてくれました。この研究所が扱う放射性物質は、素手で触れるときわめて危険です。博士はまず、コップの水を別のコップに移し替えるにはどうするかと、私に問いました。水なら簡単な作業です。しかし、放射能を帯びた液体では、健康への深刻なリスクがあります。博士たちは、本格的な研究に入るまえに、この液体を容器から試験管へと安全に注ぐ技術を開発しなければなりませんでした。そのために一年近くかかったそうです。

「目標に向かって突き進め！」と素手で容器をつかもうものなら、命を落としかねません。放射性物質の取り扱い方法を開発することは遠回りに思えたかもしれません。しかし、それ自体が重要な業績となり、のちに原子力研究への道が拓けました。

博士は私に、「あらゆる感動、好奇心、エネルギー、そして創造力をそなえたハイフェッツのような真の芸術家になりたいのなら、目標に対して巻き戻しができる関係を結ばないといけない」と言いました。これは、ゴールを達成することにはさほど重点をおかないということです。ゴールをいったん未来に向けて手放して、遥か先から導いてくれる淡い光とし、同時に、意識と関心をプロセスに向け、出現するどんな回り道もしてみるということです。

この話を聞いた私は、かけがえのない宝物をもらったと思いました。高いレベルの活力を味わっている人は、とぎれることのない活力がゴール達成の成否とはまったく別の源からわいてくることを知っています。活力はプロセスのなかに生きています。それは、プロセスで生じるあらゆることを受けとめ、いまを生きるということです。

ニューロ・ムーブメント 思考と行動のレッスン7・2

遊び心とミスの効能

1 シンプルな目標で遊ぶ――達成できなくても「世界の終わりだ！」などとは感じない程度の目標を決めます。それを達成するための方法を最低三つ、遊び心をもって考えます。たとえば、切り花で家を明るく飾りたいなら、いろいろな飾り方を考え、楽しみます。テーブルに花を広げ、無作為に手に取ったものを組み合わせ、新しい色合いやパターンを見つけてみます。

2 間違いが呼びこむ創造的なプロセス――子どもの勉強を手伝うときや、同僚に仕事の新しい手順を教えるときにも、遊び心をとりいれる方法を探してください。わざと、本人が気づくような間違いをしてみます。そのようにすると、脳が目覚め、最初から正しく行なうことに固執したときよりも、早く理解できるようになるものです。学習のプロセスに注目してください。実験し、創造的になり、その場に活力を呼びこみます。

3　間違いを遊ぶ――うまくいかないことがあっても気にせず、間違いを遊びます。新しいコンピュータソフトについて学ぶなら、最初から重要なデータを取りこむようなことはしません。違うことをいろいろ試すと、そのプログラムの能力や、間違いへの修正方法がわかり、誤ったキーを押したときのイライラが減るものです。

4　小さな目標と多くの方法――小さな目標を考えられるかぎりたくさん立て、一週間、練習してください。目標をゆるやかにもち、さまざまな方法で達成できるようになったら、もっと高い目標に応用してください。そのように目標に向かうと、自由・喜び・活力を感じられることでしょう。

成功のあとで燃えつきないように

失敗によって前に進めなくなり、活力を失うという事態は理解されやすいものですが、じつは成功体験にも同じようなことがいえます。オリンピックの金メダリストは、優勝の興奮からさめたとき、突然落ちこみ、生きる意欲を失うことがあるそうです。勝利を経験した人の多くが、目標を達成すると目の前でドアがバタンと閉じてしまったような感覚を味わうといいます。

ニューヨーク・タイムズに、マックス・レヴチン（ウクライナの計算機科学者）を紹介した記事がありました。レヴチンは一九九八年、二十七歳のとき、オンライン決済サービスのペイパルを開発しました。のちにこれを十五億ドルで売却し、自身は一億ドルを手にしましたが、その翌年は人生最悪の年だったそうです。自分を価値がなく愚かだと感じ、残りの人生をどう過ごすかに悩んだといいます。莫大な財産を手にした彼は、ふたたび大学に戻って学び、新しい会社を立ち上げるべく、ほとんどの時間を費やしているということです。

二〇〇七年にノーベル賞を受賞した遺伝学者のオリバー・スミティーズは、ワシントンポストのインタビューに、こう答えています。受賞はとてもうれしいことだと断ったうえで、「ノーベル賞を目標に仕事をしたことは一度もない。私がしてきたのは、問題を解決し、それを楽しむことだった」と。

型にはまらずに、時間をかけてゆるやかにゴールに向かうとき、脳には成長のための選択肢が潤沢に与えられます。大切なのは、結論を急がないことです。そして、ゴールのテープを切ることを一番の目標にしないことです。

スコア
まったくない——1点
ときどきある——3点
よくある——5点

スコアの合計
24〜35点——高い
15〜23点——普通
1〜14点——低い

Q

目標をゆるやかにもち、プロセスに開かれていますか？

1 人生に目標をもつことが好きだ。
2 目標を達成しようとしている方法について考えをめぐらせる。
3 運動やスポーツをするとき、目標に達しなくてもプロセスを楽しむことができる。
4 人と何かを計画したとき、コースから外れるのは面白いことで、想定外のいいことが起こるチャンスかもしれないと思う。
5 間違いをプロセスの大切な要素だと歓迎する。
6 どんな目標も、どのように達成できるかは未知のことだとわかっている。だが、すべての道を開いておくなら、目標の達成は可能だと知っている。
7 目標に向かっているとき、意図していなかったマイナスの影響にすばやく気づき、コースを変更できる。

7つのうち、もっとも点数が低かった項目について、どのようにすれば改善できるかを考えてみてください。設問そのものもヒントになります。

エッセンス

8

Imagination and Dreams
-Create Your Life

夢をみる力、想像する力
——あなたの人生を創る

夢みる人と、その人の夢は同一だ。
夢のなかで具現化した力が世界を動かす。

——ジョセフ・キャンベル

想像力がすべてだ。
それはこれから起こる人生を映しだす。

——アルベルト・アインシュタイン

私たちの脳には、夢をみる力、無から新しい何かをつくりだす力があります。夢をみるとき、想像するとき、脳の全体に明かりが灯り、何十億という新しい神経回路がつくられます。夢みること、想像することで脳に新しい回路をつくる力は、人間に与えられた究極の贈り物です。この贈り物のおかげで、私たちは凝り固まった習慣や限界を超え、新しい現実と可能性を生みだすことができます。

子どものころは、想像力も創造力もとてもいきいきと働いていています。世界を探り、新しいスキルや能力を発達させ、自分のまわりに果てしない可能性があることに気づいていきます。ほかの子どもが自転車に乗っているのを見て、自分も乗っているところを想像します。すると、脳は猛スピードで新しい回路をつくります。夢みる力・想像する力は、そうと気づかないうちに、できなかったことをできるようにしてくれます。そして、私たちをエネルギーと活力で満たしてくれます。しかし、残念なことに、たいていは大人になるにつれ、その力を使わなくなります。

夢や空想の世界は安全で、どんなことでもかないます。異国を訪ねることも、まったく違う自分を経験することもできます。勇敢にも、愉快にも、裕福にもなることができ、素敵な家に住む気分を味わうことも、宇宙飛行士になって別の惑星に飛ぶ感覚に浸ることもできます。夢はまた、真の自分の姿と情熱のありかを見せてくれます。

夢とつながって生きるとき、活力がもっとも高まり、自分だけでなくまわりの人まで奮い立たせるようになります。人の歩みは、夢をみる力、想像する力の大きさで決まるとさえいえます。

イメージトレーニングと脳の変化

ハワイ旅行を計画するときにも、家の設計図を引くときにも、さまざまな変化のプロセスにおいて想像力が必要です。新しいものを生み、自分の内と外の世界に活気を吹きこむためにも想像力が欠かせません。想像力のおかげで、私たちの脳は機能をアップグレードし、新しい回路をつくり、洗練された考え方・動き方・感じ方を生みだすことができます。

アルバロ・パスカル＝レオーネによるピアノ練習の実験があります。被験者をふたつのグループに分け、一方のグループには実際に鍵盤上で指を動かして練習をしてもらい、もう一方のグループには、指を動かさずに想像だけで練習をしてもらいます。五日間の練習のあと、被験者の脳を調べると、どちらのグループにも同じ変化が起きていました。想像力は、実際に脳に計測可能な影響を与えます。この研究は、イメージトレーニングによって、最小限の身体訓練で技術を学ぶことができるということを教えてくれます。

私の講習会では、つぎのようなことを行ないます。参加者にマットに横になってもらい、身体の片側だけを動かしてもらいます。もう片側については、同じ動きをイメージしてもらいます。するとたいていの人は、実際に動かすよりもイメージするほうが難しいことに気づきます。動いたときのなめらかさ、力強さ、正確さ、満足感について左右の感じ方を比べてもらうと、実際に動かした側よりも、動きをイメージした側のほうが効果の出ることがわかります。イメージした側の動きのほうがスムーズで力強く、正確で調和がとれ、満足感を与えてくれるものになります。

ニューロ・ムーブメント｜動きのレッスン8

イメージトレーニングの効果を体感する

イメージすることによって、頭のなかに新しいパターンがどのようにつくられていくかを体験します。このレッスンでは、みなさんがよく経験する動きをしてもらいます。レッスンのあとは、想像力を意識的に利用して、日常生活で自分が望む変化を生みだしてください。

準備
5分程度、邪魔されない時間をつくります。床にスペースを確保し、適度な硬さのマットを敷いてください。動きやすい服装で。靴は脱ぎます。

ステップ1｜もとの姿勢

・左を下にして横になる。脚は重ね、腰とひざは直角くらい。楽な位置で。
・左腕を伸ばして頭をのせる。てのひらは、伏せても上向きでもよい。
・右腕を伸ばして身体の前に出す。右のてのひらは床につける。

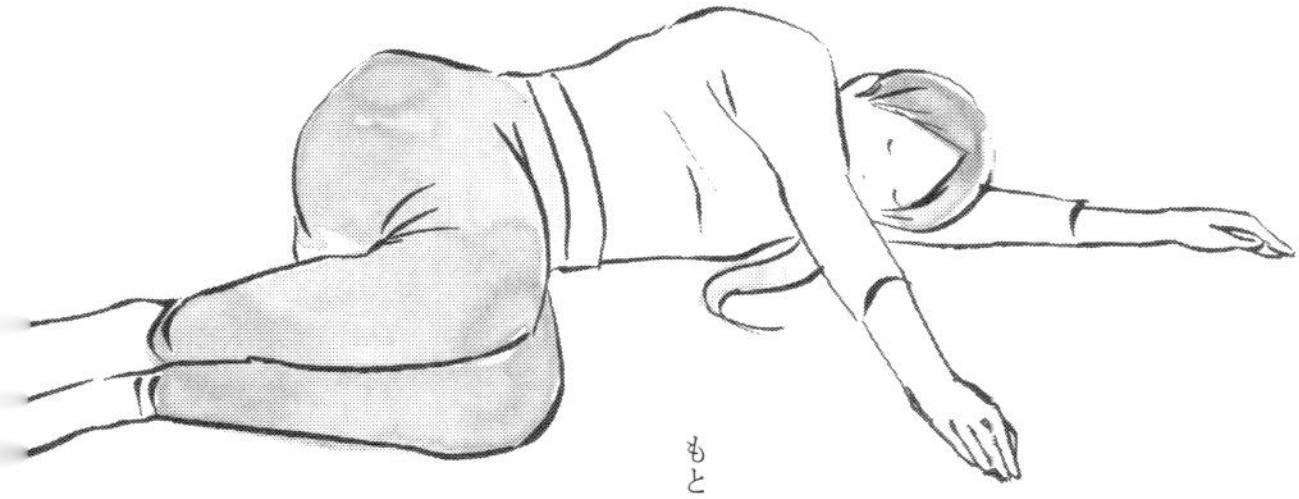

もとの姿勢

ステップ2｜実際の動き

1 ・右腕をゆっくり、やさしく、天井に向けて上げる。
・もとの位置に戻す。てのひらは床につける。

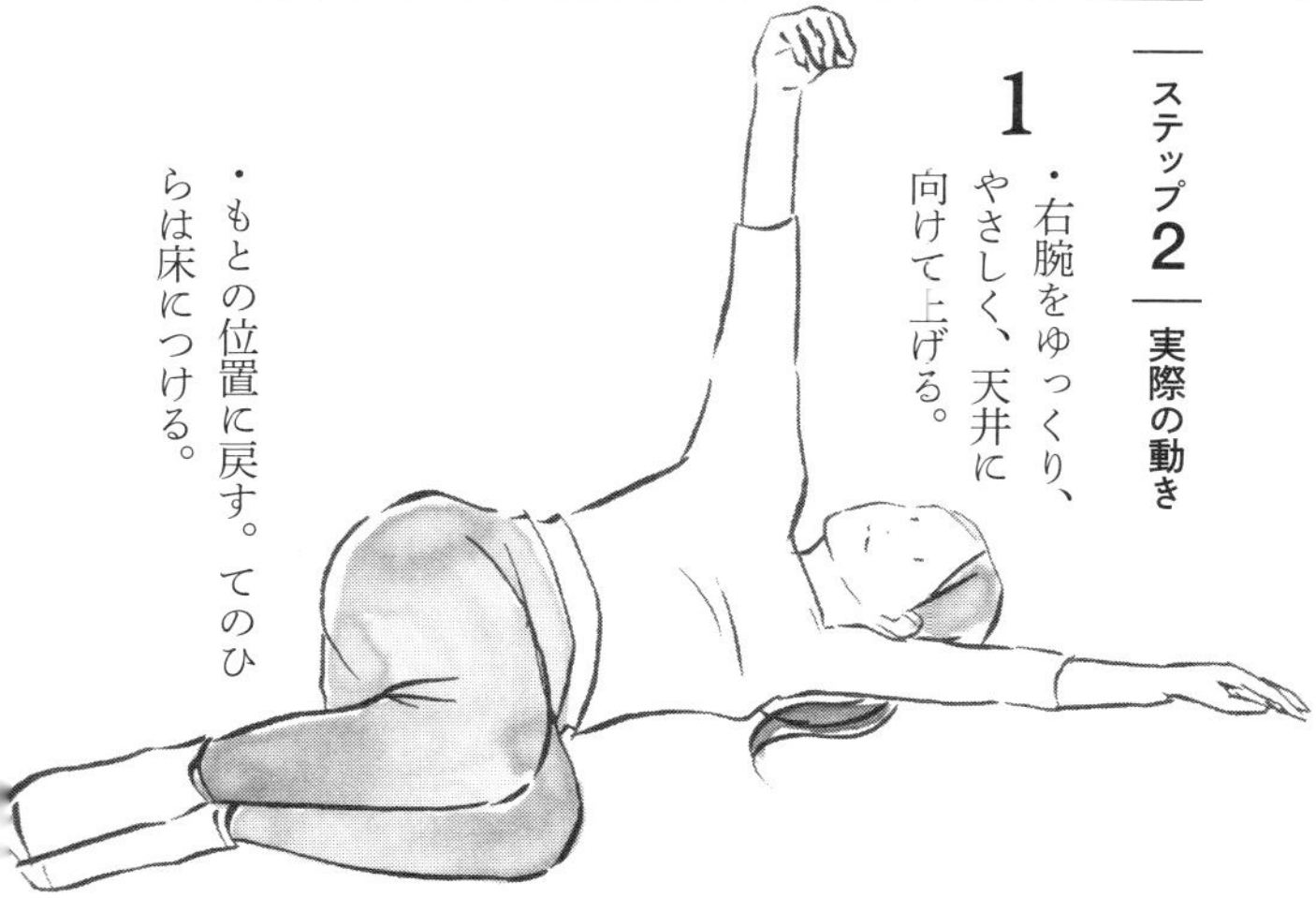

2

・もう一度、右腕を天井に向けて上げる。このとき、頭も右に向けていき、右手の動きを最初から最後まで目で追うようにする。

3

・簡単にできたなら、今度は、右腕を身体の後ろの床方向まで伸ばす。
・動きにあわせて、上半身をやさしくねじる。重ねた両脚とひざが離れないように。快適にできる範囲で。

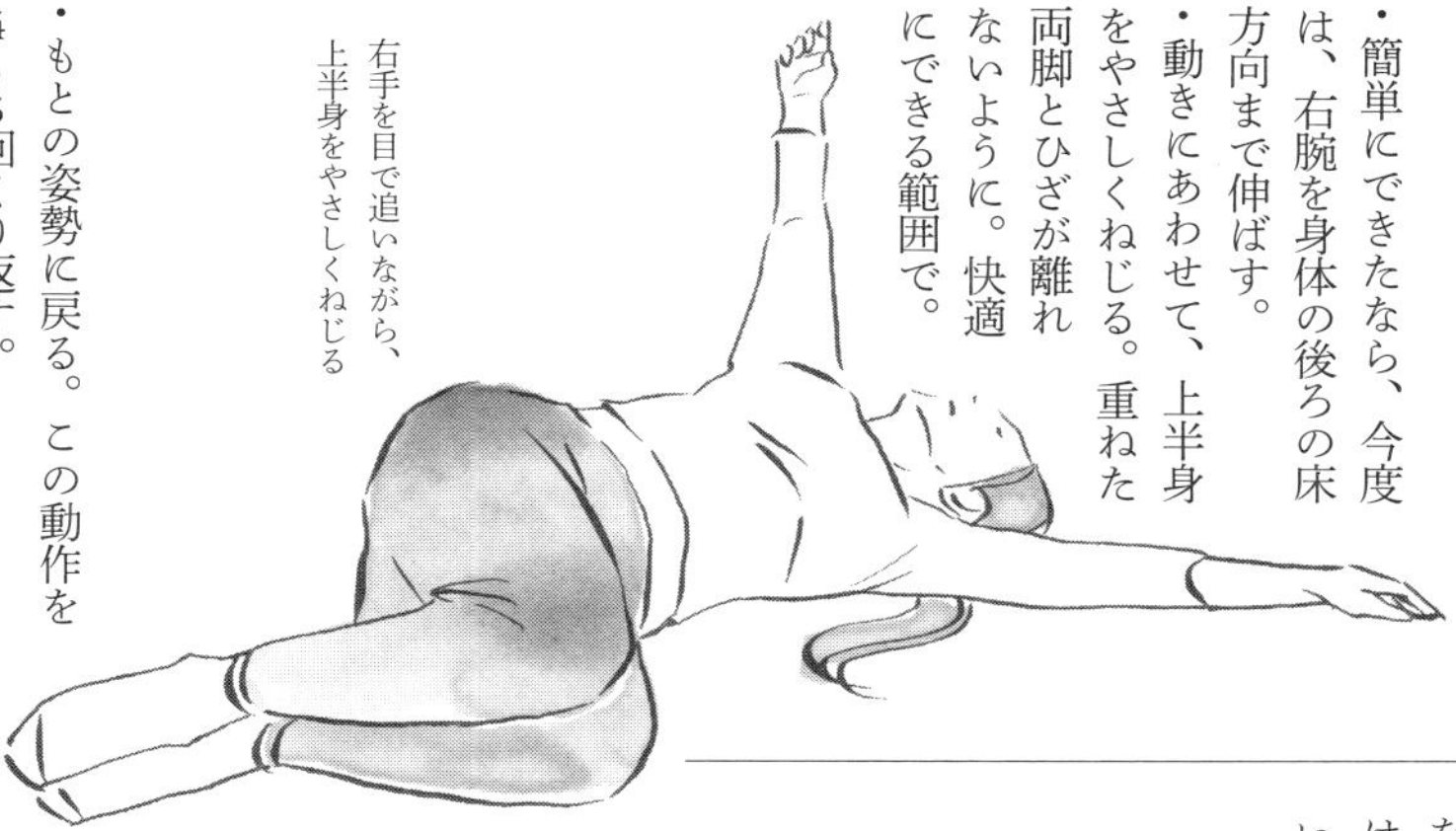

右手を目で追いながら、上半身をやさしくねじる

・もとの姿勢に戻る。この動作を4〜5回くり返す。

ステップ3　動きをイメージする

＊つぎの指示を1〜2回、しっかり読んでください。ここから先は、動きをしている自分をイメージし、身体を実際に動かすことはしません。楽な状態で行なってください。

1

・さきほど行なったように、右腕を天井に向けて上げていき、後ろまで動かし、その間、目でずっと右手を追うのをイメージする。
・右腕を上げる動きとともに、背骨がチェーンのようにねじれていくのをイメージする。
・この動きを3〜4回、イメージする。

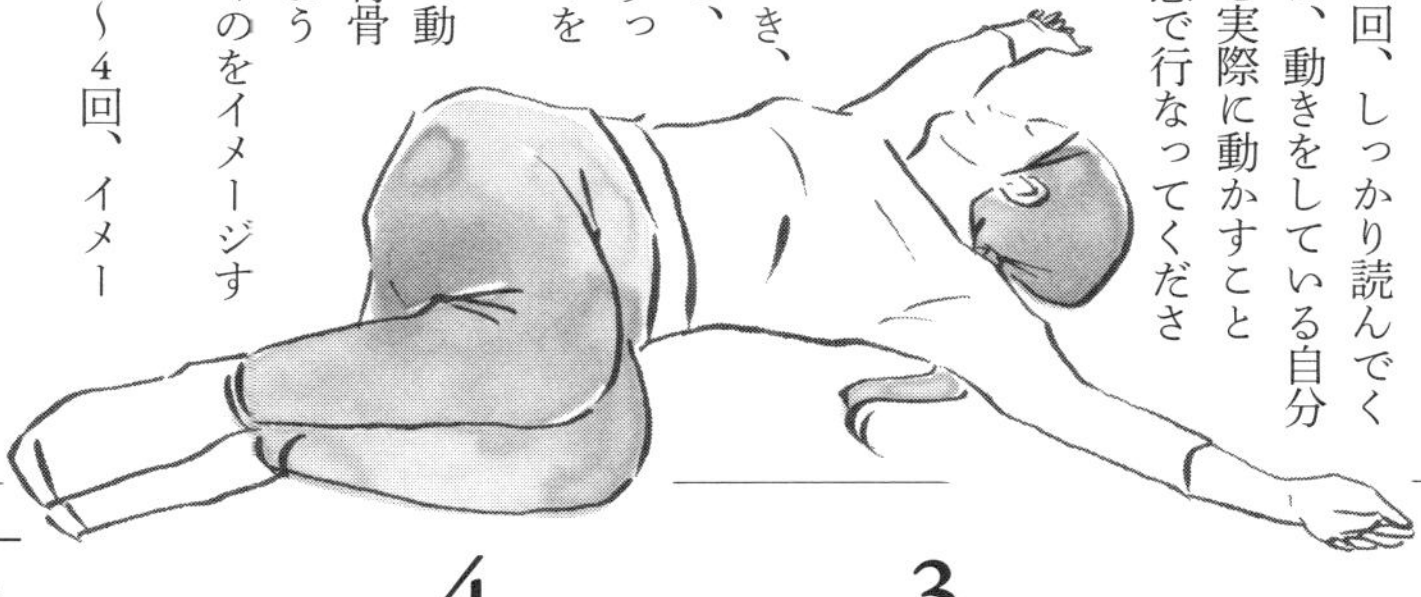

2

・同じ動きをイメージしながら、今度は、背中をねじって腕が上がるにつれて、胸郭が楽になり、肋骨と肋骨のあいだが広がる——扇子が開いていくような——様子をイメージする。
・想像のなかで、もとの姿勢に戻る。
・この動作を3〜4回、イメージする。

3

・つぎは、同じ動きを、胸骨（胸の正中部にある骨）をイメージしながら。右腕が上がり、身体がねじれるのとともに、胸骨が右に動くのをイメージする。
・もとの姿勢に戻る。
・これを3〜4回イメージする。

4

・もう一度、右腕を上げていき、さきほどのように、その手を目と頭で追うのをイメージする。このとき、背骨・肋骨・胸骨もすべて同時にイメージする。
・とても簡単で楽しい動きだとイメージする。3〜4回くり返す。

ステップ4　ふたたび実際に動かす

・実際に、同じように動かしてみてください。
・以前と比べてどうですか？　簡単になりましたか？　可動域は広がったでしょうか。

身体の動きを微細にイメージすることの効果

イメージするほうが実際に動かすよりも難しいのはなぜか、とよく質問されます。たとえば、「腕を天井に向けて上げてください」と言われると、すぐにできると思います。おそらくは、そのような動作を数えきれないほどしたことがあり、何も考えずに自動モードでできるはずです。

ところが、この動きをイメージするとき、しかもそれを細部までイメージするとき、脳に刻まれたパターンを利用することはできません。少しずつ、どのように、どこまで、どのくらいの速さで、どの程度の力を使って動くのかを、目に見える腕の動きをイメージするだけでなく、動きを感じとり、衣服がこすれる音までを想像するのです。

動きをイメージできるようになって、以前のパターンに頼らなくなると、脳はより高い次元で機能し、新しい方法をつくりだすチャンスを得ます。このとき、驚きや楽しさ、発見の興奮といった活力につながる感覚がわいてきます。これは、つぎからその腕を上げるときに使うパターンをアップグレードしてくれるための新しい情報が、頭のなかにできたということです。

もうずいぶんまえのことですが、当時五十代後半だった私の父が、講習会に参加したことがありました。参加者のなかで父は最高齢で、その日、私はとても難易度の高い動きを教えました。みんながその動きに必死に取り組むなか、父は目を閉じてじっと横になっていました。

数分後、私は息をのみました。父ひとりが一連の動きをいとも簡単に、完璧に成しとげたのです。動作を終えた父はマットに仰向けになり、満足そうな表情を浮かべていました。

私はみんなに父を見るように言いました。父はふたたび集中したあと、全員に見守られて動きを成功させました。静まり返った部屋に、父の深い喜びの吐息が広がりました。

ダンサーの若い女性が、「なぜ、鍛えているはずの自分にできなくて、年の離れた彼にらくらくとできるのか」と質問しました。父の答えはこうでした。

――まず二回挑戦し、このままではできるようにならないと思ったので、身体を動かすことをやめて、骨がどのように動くかをイメージした。皮膚も筋肉もすべて取り去って骨だけになった自分を想像したら、だんだんと動きが明確になり、最初から最後まで楽にイメージできるようになったところで肉体を使って動いてみたら、とても簡単だった――。

父はそれまで、そのような動きをしたことは一度もありませんでした。しかし、想像力によって脳をアップグレードし、初めての複雑な動きをすることに成功したのです。

活力を増強する見えない力

目に見えないものが、私たちに明らかな影響を与えることがあります。

ハーバード大学のアリア・クラムとエレン・ランガーは、七つのホテルから女性の客室清掃員八十四人を集め、ふたつのグループに分けて実験を行ないました。ひとつのグループには、「ホテル清掃の仕事は健康のためによいもので、医師が推奨するライフスタイルを満たす」という情報を与え、もうひとつのグループには何も情報を与えません。そのうえで通常の清掃業務を四週間行なってもらい、開始前と終了後の健康状態を調べました。すると、情報を与えられたグループの被験者は血圧が下がり、体重・体脂肪・ＢＭＩが減りましたが、何も知らされなかったグループにはほとんど変化がみられませんでした。

このふたつのグループの唯一の違いは、いつもの業務が活動的なライフスタイルを満たすものだという情報があったかどうかです。何をするにしても、想像力を働かせるとエネルギッシュになり、脳がアップグレードされ、結果を変化させることが可能となります。

ニューロ・ムーブメント

思考と行動のレッスン8・1

想像力で関係性を変える

感情のパターンは深く刷り込まれているもので、私たちはことが起こるまえから、いつもの感情に乗っとられてしまうことが少なくありません。想像力を使って、反応のパターンを変えましょう。

パートナー、子ども、近所の人、友人など、関係がぎくしゃくする相手を思い浮かべます。相手の外見だけでなく、その相手と向きあう場所の風景や、音や色を想像します。さらに、そこにいる自分の声、相手の声、相手が言いそうなこと、それに対するいつもの自分の考え・感情・気分を思い浮かべます。

はっきりとその場面を再現できたら、想像に変化をとりいれます。新しい考えを生みだし、新しい感情と感覚を味わうようにします。その場を仕切るのはあなたです。想像の世界なので、あなたの思いどおりになります。この練習を何回も行ない、想像のなかでまったく新しい考え方・感じ方・行動ができるようになったら、実際の場面でとりいれます。

初回は、新しい可能性をいくつか実践するだけの短い場にします。少しずつ、難しい場面で相手と向きあう時間を増やし、つねに想像の世界でつくりだした反応のパターンを用います。やがて、新しいパターンが古いパターンにとってかわったことに気づくでしょう。

私たちは、すでに役立たなくなっている従来の行動や感情に多くのエネルギーを消耗し、それによって困難を呼びこんでいるものです。古いパターンを乗り越えると、エネルギーをもっと創造的に使えるようになります。

想像力は練習によって高められる

人間には生まれながらに、想像する力が組みこまれています。子どもはみな想像力が豊かです。その能力が大人になって消えるわけではありません。活力を楽しみたいのなら、想像力をもう一度目覚めさせる必要があるのです。想像力もほかの能力と同じように、練習によって高められる能力《スキル》です。

想像力は意志と練習によってのみ、全開にすることができます。練習を重ねると、想像力が実体をともなうことがわかり、人生に大きな変化をもたらすための使い方がわかってきます。過去の苦しみや痛みを、より大きな自由・創造力・喜びに変えていくことができます。

以下は、想像力と活力を高めるステップです。

・知る――想像することは現実と同じだと知る。
・決める――想像力を開拓し、人生に活用すると決める。
・選びとる――向上したい分野を選ぶ。人間関係・性生活・余暇・財政・健康など。
・絞りこむ――選んだ分野に注意を向け、気持ちよく考えることのできる要素をひとつ探す。
・空想する――思考と感情を自由に漂わせ、選んだ分野について頭に浮かぶことを探究する。
・観察者となる――何が思い浮かぼうと検閲しない。不快なこと、頭にくること、不可能だと思えることでも、ただ観察する。実行に移さないかぎり、頭に浮かんだ考えは善悪や正否とはべつの、利用できる生データだ。好きなこと、自分やまわりの人を高めてくれるものが思い浮かぶまで、空想を続ける。
・最高の自分に力を与える――空想したなかから、自分と他者にとって一番前向きで役に立つと思うことを選びとる。
・リハーサルする――想像のなかで、選びとった要素を向上させたい分野に適用する。想像の世界なので、なにごとも楽に快適にうまくできる。このリハーサルには他者も登場する。自分の行動がまわりの人にどう影響するかもリハーサルする。
・実践する――メンタル・リハーサルがうまくいったら、行動に移す。思うようにいかない場合は、空想の世界に戻り、もうしばらく想像する。結果に満足すれば、つぎの改善したい分野に進む。

想像力を生活にとりいれていくと、創造力と発明する力が高まり、よりよい新しい方法で物事に取り組めるようになります。まもなく、あなた自身、びっくりするような変化や出来事を体験するようになるはずです。

ニューロ・ムーブメント

思考と行動のレッスン8・2

夢と空想のブレイクタイム！

最後に空想をしたのはいつですか？

この先、何かに行きづまったり、エネルギーを使い果たしたり、希望がないと感じたりすることがあれば、数分間の空想タイムをとって、考えを漂わせてください。素敵な物語の主人公になれば、新しい可能性を見つけられるかもしれません。

久しぶりに空想をするのなら、最初はありふれた内容になるかもしれません。根気よく空想を飾りつけ、心からうれしくなるような夢をみるように、想像力を駆使してください。こんなことはありえないと自分にブレーキをかけていることに気づいても、夢は夢。ありえない夢をみつづけるのです。

空想しているときの脳の働き

こう思っていませんか?――いつもは、はっきりした頭で自分のしていることに意識を向けていて、空想にふけっているのは、ぼんやりした無防備なときだけだと。空想とは、なまけ者がする非生産的なことと考える人さえいるかもしれません。しかし、最近の科学は、これとは違う見解を示しています。

マリア・メイソン博士の研究チームは、日常生活で脳がどのように働いているかを調べました。それまでは、人間はほとんどの時間を目標に向かって思考していて、ときおり無関係な考えが浮かぶのだと考えられていましたが、事実は違いました。人間は、ほとんどの時間を行き先のはっきりしない意図的でない思考に費やしていて、その状態が、目的をもった思考によって日常的に中断されるということです。

メイソン博士の研究ではｆＭＲＩで脳をスキャンし、集中しているときと空想しているときの脳の活動を比較しました。その結果、脳には空想時に働く既定の回路があることがわかりました。被験者が空想を始めると、既定の領域が明るくなって、活発に活動していることが示されました。さらに、空想時に活動するのは脳のひとつの領域だけではなく、さまざまな領域（衝動抑制・判断・言語・記憶・運動機能・問題解決・性行動・社会性・自発性・知覚情報の処理などに関わる）が活動しているということです。つまり、空想するとき、私たちの脳は広範囲で活性化するのです。

空想時と同様の働きが、睡眠中の夢でも起こることを強く示唆する研究もあります。睡眠中に私たちが夢をみているとき、脳は情報を混ぜたり、組み合わせたりして新しい回路をつないでいます。これは覚醒時や目標に向かっているときには成しえないことでしょう。

睡眠中の夢では、ありえないことや奇妙なことが起きますが、これは創造力や問題解決能力、あるいは人生を柔軟につねに新しい視点でとらえられるようになるための栄養です。活力を生みだしてくれるものだと考えてください。

睡眠中に夢をみることも、(空想することと同様に)限られたパターンに閉じこもるのではなく、新しい可能性へとつながる活力の源です。

夢をみる才能と情熱の関係

みなさんはキング牧師の演説を知っているでしょう。「私には夢がある。いつの日か、ジョージアの赤土の丘で、かつて農園で働かされた奴隷の子孫と、かつての農園主の子孫が同じテーブルにつくことだ」という演説には、キング牧師と無数の人びとの人生を照らした夢が語られています。これは全世界の人びと、なかでも人種差別は間違いだと考える人びとの心を動かしました。キング牧師の例は、ひとりの人間の夢が一貫性をもって人びとの脳に働きかけ、多くの人の人生を導いたということです。キング牧師のように世界を変えるために駆り立てられるとまではいかなくても、大事なのは、夢が自分の内部からわきあがってくることです。

このような夢がどこからくるかは、なぞです。私たちの脳は、生まれもった資質と自分をかたちづくっていく経験に加えて、可能性をとりいれることで夢をつむいでいきます。

私の恩師のフェルデンクライス博士は、このようによく言っていました。「私たちの健康と究極の活力は、夢——明確にした夢、していない夢、まだ隠されている夢をも含む——を実現する力から生まれでる」。活力をもって生きるには夢が必要です。

ニューロ・ムーブメント｜思考と行動のレッスン8・3

夢を行動にうつすプラン

夢はそれだけで力がありますが、行動をともなうことでパワーアップします。ジャック・キャンフィールドは、自著『こころのチキンスープ』（ダイヤモンド社）がミリオンセラーになったのは「ビジョンボード」のおかげだと言います（ボードのつくり方を紹介してもいます）。彼は仕事場の壁に掲示したビジョンボードを眺めるだけでなく、毎日、夢を前進させるための行動を二つか三つ実践しました。あなたが選んだ夢について、実現に向けた行動を毎日、少なくとも三つ考えるようにしてください。電話やメールをすること、講座を受講すること、製品をつくること……、この行動リストに終わりはありません。ジョセフ・キャンベル（神話学者）は、「あなたの至福に従え」と説きました。自分自身の夢を追求していけば可能性の扉が開くということです。

その夢が実現したあとは？

一方、夢の実現によって活力を失うこともあります。多くの場合、活力をとりもどすために必要なのは、自分の夢に何が起きてしまったのかを注意深くみていくことです。あこがれの仕事、素敵なマイホーム、家族……、すべて手に入れた、人生が完璧に思えたというときから歯車が狂いはじめます。もはや未来が明るく感じられなくなるのです。

フェルデンクライス博士のワークショップでの印象的な出来事を思い出します。

脳性まひのため、子どものころから歩行器を使っていた女性が、初めて自分の脚で歩けた瞬間がありました。自分の脚だけで歩くという、長年抱きつづけてきた夢がかなったのです。そのとき、フェルデンクライス博士は、とても重要なことを教えました。それは、「夢を実現したあとに、新しい人生の夢を見出さなければ、人生がしぼんでしまう」ということです。長年の夢を達成したばかりの女性が、さらにどのような夢を描いていけるかについて、博士はじっくりと相談にのっていました。

夢をかなえていくプロセスをしっかり生きることが、活力を高めます。そして、夢を実現したら、つぎの夢を生みだすことです。

夢と想像力こそがかけがえのない資源

人類は夢みる力によって宇宙の神秘を探り、こころを分析し、癒しの力を引き出してきました。夢はすべての芸術と科学の源です。夢は、何万年と続く発明と改良の途絶えることのない流れを新しい次元に引き上げてくれます。人類は常識が定める限界に挑みつづけ、数えきれないほどの発明をしてきました。けれども、いつの世にも懐疑主義ははびこり、新しい発想に対し、不可能だとささやきます。

一九〇三年十月九日、ニューヨークタイムズ紙はこう書きました。「飛行装置が空を飛ぶまでには、このさき百万年から一千万年にわたり、数学者と技術者の努力が必要だろう」と。しかし、そのわずか二か月後、ライト兄弟が人類初の飛行に成功しました。

もしも、夢を実現してきた無数の人びとが懐疑主義者の声に耳を傾けていたなら、私たちはいまでも洞窟に暮らし、先のとがった棒で獲物を狩っていたことでしょう。

夢みる脳の可能性は無限で、私たちは、その可能性を実現していくことができるのです。

Q

夢とイマジネーションを活用していますか？

スコア
まったくない――1点
ときどきある――3点
よくある――5点

スコアの合計
24～35点――高い
15～23点――普通
1～14点――低い

1 私はときどき空想し、それを楽しんでいる。
2 課題に直面したときは、想像力を駆使して解決策を探る。
3 想像力は実体をともなう変化を生むとわかっている。想像することをすんでとりいれ、ほかの人にも勧めている。
4 「想像力は知識よりも大事だ。知識には限界があるが、想像力は世界を包みこむ」というアインシュタインの言葉に同意する。
5 ほかの人の夢やビジョンからインスピレーションを受けることが多い。
6 自分のためにたえず夢を生み、追うようにしている。
7 自分の夢を実現するために行動している。

7つのうち、もっとも点数が低かった項目について、どのようにすれば改善できるかを考えてみてください。設問そのものもヒントになります。

エッセンス

9

Awareness
-Thrive with True Knowledge

気づいているということ
——自己を観察する

世界は、あなたが生まれた日と同じように、今日も新鮮なはずだ。見える眼をもつ人には、いつだって新しい世界が広がっている。

——オルダス・ハクスリー

時代を超えて世界中で教えられてきたことに、「自己を知る」ということがあります。紀元前八世紀、デルフィのアポロン神殿の入り口には、「汝自身を知れ」と刻まれていました。現代においても、ダライ・ラマやマハトマ・ガンジーのような精神的指導者は、己を知ることこそが、喜び、愛、心の平穏、そして、能力や活力の根源であると語っています。

自分を知るためには、気づきが必要です。私たちには、自分を知り、他者を知り、まわりの世界を知る力があります。自分の思考・感覚・行動を観察し、そのように観察している自分を知るとき、「気づき《アウェアネス》」は開花します。

「気づき」と「注意を向けること」は違う

気づき《アウェアネス》は、本書のエッセンス1でとりあげた「動きに注意を向けること」とは違います。注意を向けるというのは、自分と周囲の何かに焦点を合わせるということです。気づきがなくても、注意を向けることはできます。

たとえば、友人の面白い話に聴き入っているとき、心を奪われるほど集中し、注意を向けていることがあります。そのときあなたは、自分がその話に心を奪われていることに気づいていないかもしれません。自分の表情や息づかい、自分の感じていることにも、気づいていないかもしれません。子どもが何かに夢中になっているときもそうです。我を忘れて夢中になり、自分や周囲の状況にほとんど気づいていないことは珍しくありません。

私がここで使う気づき《アウェアネス》は、「自分を知る」という意味です。自分が知っていることは何か、知らないことは何か。自分が声のトーンを上げたこと、上司にほめられて喜んでいること、パートナーのささいなひと言にカチンときていること……に、「気づいている」ということです。料理をしていて失敗すれば修正しようとし、身体を動かしているときは、動かしていることに気づきます。自分が何をしているか、どこに行こうとしているか、何を感じているか、何を考えているか、「自分が気づいている」ことにさえも、気づいているということです。気づきによって、まわりの世界がどうなっていくかを知ることができます。

活力のレベルは、この気づきのレベルと深く関係しています。気づきのレベルが上がると、行動のバリエーションが広がり、クリエイティブになります。正確に効率よく動けるようになり、それとともに、考え方や感じ方が自由になります。

人間以外の動物には意識の芽生えはありますが、自分自身を観察する能力はほとんどありません。犬は飼い主が荷造りをすれば、主人はまた旅に出るのだと理解します。雁《がん》の群れはV字のフォーメーションをつくって飛び、先頭役が疲れると、ほかの鳥が交代します。しかしながら、人間の気づきはとてつもなく突出しています。

私たちは日々の生活で、気づきの恩恵を受けています。友人や同僚との関係が煮つまると、気づきによってうまくいくようにつきあい方を変えようとします。ジムで運動するときやジョギングをするときは、筋肉のこわばりに気づき、もっと効果的に動こうとします。ストレスに気づくことで心を落ち着かせ、心身への負担を減らしつつ、効率よく働くようになります。親に気づきがあれば、子どものやる気を引きだす育て方を見つけられるようになります。

日常の奴隷にならないための気づき

気づき《アウェアネス》がなく、決まりきった日常をくり返していると、新しい回路をつなぐという脳の素晴らしい力を利用できません。本来なら機能をアップグレードできるはずなのに、日々のくり返しのなかで、力を使い果たしていきます。人間は、ほかの動物のように本能に意されているわけではなく、自分や周囲との関係に気づくことで導かれていく存在です。気づきによって自分と世界を観察し、ものごとの取り組み方を変え、人生の質を高めていくことができるのです。

観察者であるということは、この瞬間に存在し、すべての気づきを「いま」に向けているということです。それは、起こっていることを漫然と見ることではありません。刺激に反応することでもありません（車の運転中、会話に夢中になっていても、信号が赤になれば止まることはできます）。気づきとは、自分が何をわかっているかを知ることです。そのためには、ただ漫然と注意を向けるのとは違う脳の働きが必要です。気づきは私たちを変えます。何が起こっても、気づきがあれば、そこから何かを得ることができます。気づきがなければ、手を何千回動かしたとしても、脳に新しいことは生まれず、たとえ新しいことができたとしても、何もなかったのと同じことです。

自動モードで反応しているときは、自分にはそれがわからないものです。あまりに慣れてしまい、空気のようになっているので、同じ行動をくり返すしかないのです。しかし、長年、自動モードでいたとしても、自分がそうなっていることに一度気づくと、知識が流れこみ、反応が変わりはじめます。気づきが高まると新しい選択肢が生まれ、人生をもっと楽しく、いきいきと、創造的に送れるようになります。自分が変わると、ドミノ現象のようにまわりの人にも変化が現れます。

テニスコーチの気づき、心理療法士の気づき

ゲイルは子どものテニスコーチです。彼女は私のワークショップを受講し、「9つの大事なこと《エッセンス》」の「バリエーション」（本書・エッセンス4）と「ゆるやかな目標設定」（本書・エッセンス7）について学びました。ワークショップでは短いレッスンをとおして、動きが変わり、未知の自由と柔軟性を経験できることを知ってもらいました。

後日、ゲイルからメールをもらいました。テニスを教えてきた四つ子の男の子たちについてです。彼女は、この子どもたちに一年近くオーバーサーブを教えていましたが、うまくいきま

せんでした。私のレッスンを受講し、子どもに反復訓練をさせるべきだと信じていたことに気づいたといいます。そこで、がんばれと言うのではなく、バリエーションをとりいれるように教え方を変えたそうです。

バリエーションの多くは、サーブとは無関係に思える動きをとりいれ、目標を達成しようとして行きづまることがないように、子どもたちには具体的な目標を告げずにレッスンをしました。すると、一時間後には四人とも簡単にオーバーサーブをするようになったということです。

もうひとつ、例を紹介します。ロンダは四十代の心理療法士です。自分を高めたいと願い、ヨガや瞑想を熱心に実践していて、気づき《アウェアネス》に関しては素人ではありません。私は週一回の夜のグループレッスンで、人間の首は、腕や脚や頭のような形状では存在していないことを説明しました。首は肩から突きでているので独立した存在のように思えますが、実際は、一本の長い背骨があるだけです。首と背骨を別々のものと考えて頭を動かすのではなく、頭を動かすときには、仙骨（骨盤の中央あたり）から頭蓋骨の付け根まで、背骨全体に気づくことが大事だと教えました。

翌週、ロンダはグループのみんなに、この発見にとても感心していることを語りました。首が背骨の一部だとはっきり気づいたことで、動きが改善されたといいます。ヨガに役立っただけでなく、日常のあらゆる動きがとても軽く、自由になったということでした。首が背骨からつながっているという新しい気づきが、彼女の生活を変えました。

新しい考え、感じ方、洞察力を得る

モーティは、長期のトレーニングコースに参加した三十代の男性です。とても知的ですが、なんでも極端に批判する癖がありました。彼がコミュニケーションに関する知見をもちあわせていないことは、すぐにわかりました。この領域での気づきがほとんどなく、批判癖のために、ほかの参加者のように喜びや自由を味わうことができないようでした。私は、彼がコースの途中で受講を辞めるのでないかと思いましたが、予想に反して私のレッスンを継続していました。

ある日、彼がまたしても、批判的で意地悪な口調で意見を述べたので、私は、そのような批判的なコミュニケーションに対して答えることは難しい、と対応しました。そして、コミュニケーションの仕方に気づき、新しいバリエーションを試してみることができるはずだと伝えました。スローダウンして、もっと繊細で思いやりのある話し方をすることもできるのです。

彼は呆然として聞いていました。自分の態度が周囲にどんな影響を与えていたのか、まったく気づいていなかったのです。

数日後、モーティは質問の手を上げました。教室が静まり返りました。彼の声のトーンも、質問の仕方も、思慮深いものでした。モーティは変わったのです。この気づきの一歩が、雪だるま式に彼の人生を変えていきました。引っ越し先で新しい友人をつくり、楽しく暮らすようになりました。いまでは、活力と人生への好奇心が全身からにじみでています。

気づきとは、宇宙からエネルギーを与えられるようなもので、新しい考えがわき、感じ方、洞察力、動き方までをも変えるものです。このとき脳は、最高の変化をとげることができます。

ニューロ・ムーブメント

日常の動きにあらわれる気づき

思考と行動のレッスン9

日常のなかで、変えたいと望んでいる状況を思い浮かべてください。パートナーのささいな行動にイライラすること、パソコンを使って肩が凝ること、友人と政治の話をするときの気分……など。

次回、その状況が訪れたときは、スローダウンして集中し、自分の考えていること、感じていること、そして、身体の動きに気づいてみます。まわりの人の反応と感情にも気づくようにします。気づきが高まると、発言や感じ方、考え方が変化するチャンスが生まれる――ということに気づいてください。

そのような変化は事前に予測しにくく、状況が改善されたあとからわかるものです。いつもの状況に陥ったときは、自動モードの奴隷から解放されるまで、自分に気づきを向けつづけるようにしてください。自由を感じ、力を得ることができるはずです。

自分自身の観察者になる――気づきの核心

気づくためには、自分と他者を観察する能力が必要です。これは、見えなかったものにまばゆいライトを当てるようなもので、ものごとに対する理解が変わり、自分自身も変わっていきます。気づき《アウェアネス》を研究している科学者は、これが何であるかを定義することに苦戦しています。しかし、定義するのが困難だとしても、これを動きのなかで観察することは可能です。

私はこれまで、気づきの驚くべき力を幾度となく目の当たりにしてきました。グループレッスンを行なうと、参加者たちにさまざまな動きのバリエーションがみられます。いとも簡単にできてしまう人もいれば、とても苦労する人もいます。そこで、なかなかうまくできない人に、そのバリエーションを披露してもらいます。

どの参加者も、動いているときは自分の動きに注意を向けていますが、そのとき、その動きに気づいているとはかぎりません。私は、見本になってもらった人に三、四回、動いてもらったあと、その動きの特徴を指摘します。すると、その人は、新しい仕方で気づくようになり、例外なく、動きが変わります。楽に、なめらかに動くようになり、その場で、それまでの限界が消えることも少なくありません。そして、ふたたび以前の動き方をするように言っても、たいていはできません。もう一度できないのは、何をしているかに気づかずに動いていたからです。そこで私は、それまでの動きを再現できるよう、説明しながら導きます。すると、その人は、自分がしていた二つの異なる動き方に気づき、動き方の選択肢をもてるようになります。

観察者になり、自分の考えていること、感じていること、動き方を見ることで、気づくことができます。人間の観察力には、並はずれた力があります。自分を観察していると、脳に新しい次元の働きと情報が生みだされ、新しいものをつくりだすようになり、飛躍的な変化が起きます。ひとたび自分の行動、感覚、思考に気づくようになると、気づいていない状態に戻ることは不可能です。

気づきは行為だ

気づき《アウェアネス》を行為(アクション)としてとらえると、よくわかります。これは、所有する「モノ」でありません。「歩く」「話す」を所有できないのと同じです。「私は料理をしています(アイ・アム・クッキング)」というのと同じように、「私は気づいています(アイ・アム・アウェアリング)」という表現を提案したいと思います。気づきについて理解を深め、活用するためには、これを動詞としてとらえてみることです。

気づいているとき、私たちは脳の機能をフルに引き出しています。気づきは、脳が利用可能な膨大なレパートリーのなかから生まれます。自分を見ている人を鏡のなかに認識するとき、自分の行為を観察して違う方法があると認識するとき、他人に自分の癖を見るとき、自己批判をするとき、あるいは、達成したことを心から誇りに思うとき、あなたは気づいています。「気づいている」とは、自分の行動・感覚・思考が自分や他者に影響を与えるのを観察していることです。

気づきの力も、練習によって高めることができます。自分が自分を観察することができるようになると、気づきの力が高まり、自分の動きがなめらかに洗練されていきます。

気づきの力で、子どものようなのびのびした動きに

長時間、机に向かうと肩がこります。四十代にもなると、子どもが喜んだときにするような、両腕を天に向けて高く上げるポーズも、なかなか容易でなくなる人もいます。このレッスンでは、動きに注意を向け、自分の感じていることと、考えていること、していることを探る観察者になります。紹介する動きは、高揚感やいきいきした感覚と深く結びついています。限界を超え、子どものころの動きをとりもどしましょう。

準備

・動きやすい楽な服装で。背もたれのあるイスを用意します。

・両足を軽く開いて浅く座り、足裏を床につけます。このとき、太ももが床と平行になるようにします。イスの高さがあわないときは、お尻の下にクッションをおいたり、足の下に本をおいたりして、ひざと腰の高さが同じになるようにします。

1

・イスに浅く座り、お尻できちんと支える。左右の脚は、ひざから下を平行に。両てのひらを太ももの上に乗せ、楽にしてください。これを「もとの姿勢」と呼びます。

・右肩に注意を向ける。楽に感じるか。

・右肩と右耳の距離、左肩と左耳の距離を感じる。

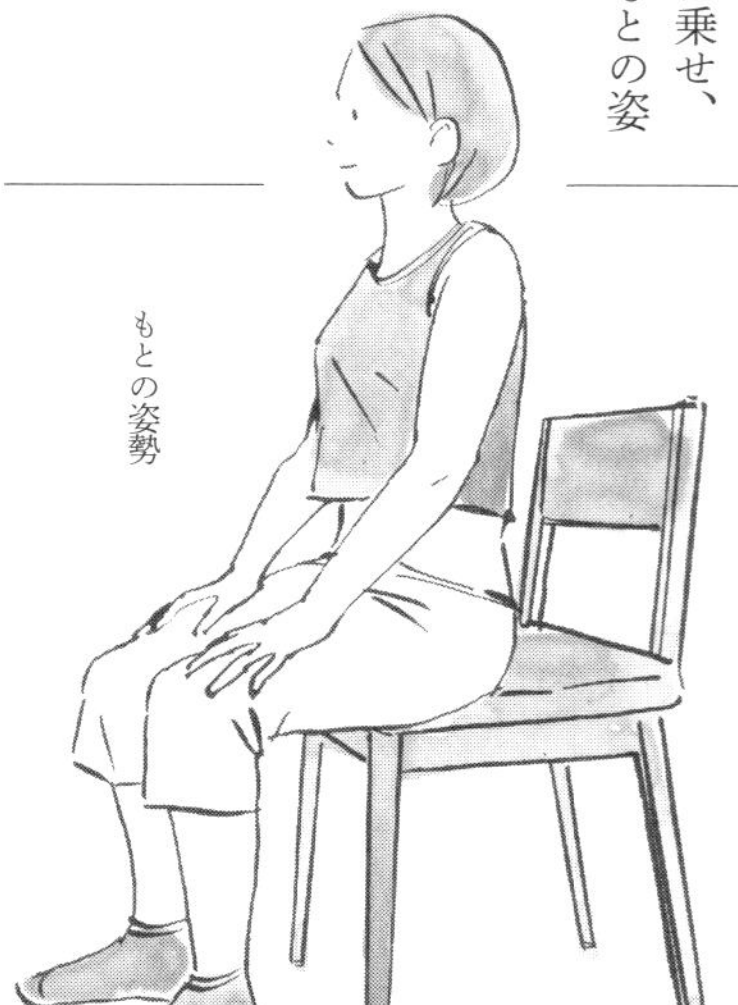

もとの姿勢

2

・右腕を天井に向けて軽く上げる。力は入れない。
・腕が上がる感覚、楽に痛みを感じずに、どこまで上がるかに気づく。
・この高さを覚えておく。右腕を下ろす。

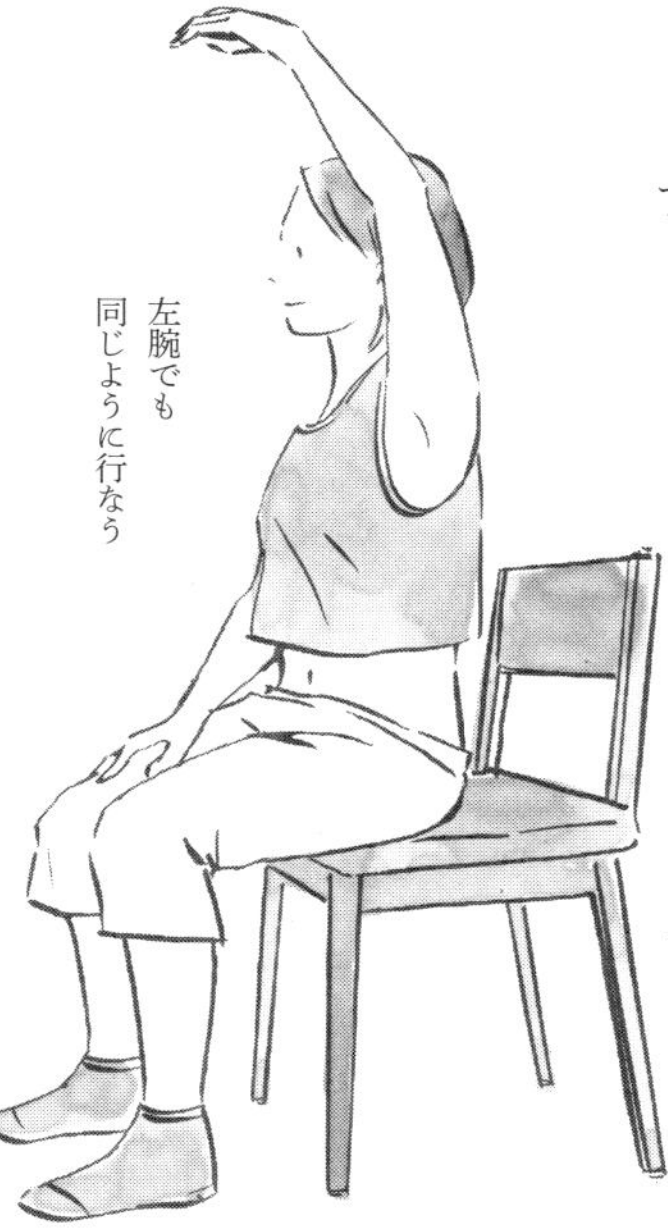

・左腕でも同様にし、腕の上がりぐあいも覚えておく。

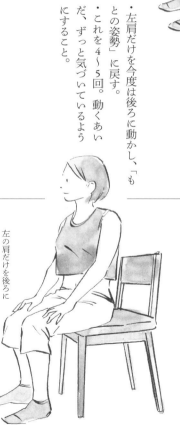

3

・「もとの姿勢」で、左肩を前に動かし、戻す。腕やひじは動かさず、左の肩だけを動かす。
・この動きをゆっくり、やさしく、力をかけずに、4～5回くり返す。
・肩を前に動かしたとき、身体の他の部位の動きに気づいていること。

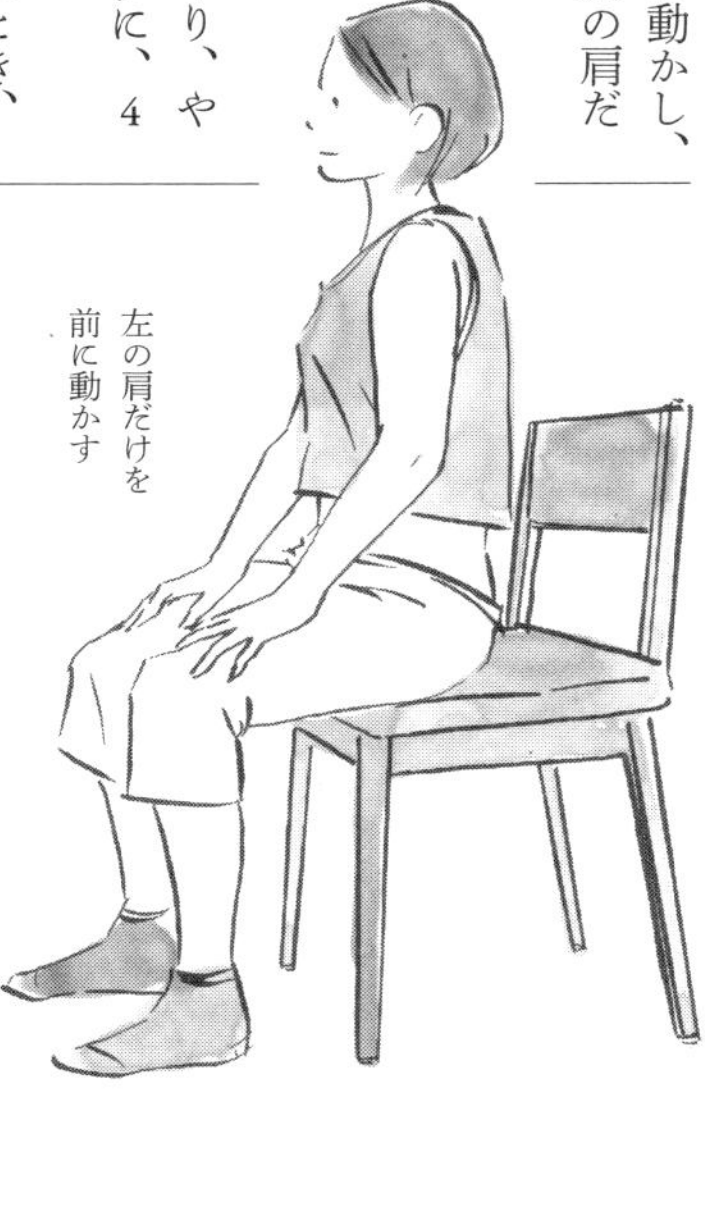
左の肩だけを
前に動かす

4

・左肩だけを今度は後ろに動かし、「もとの姿勢」に戻す。
・これを4～5回。動くあいだ、ずっと気づいているようにすること。

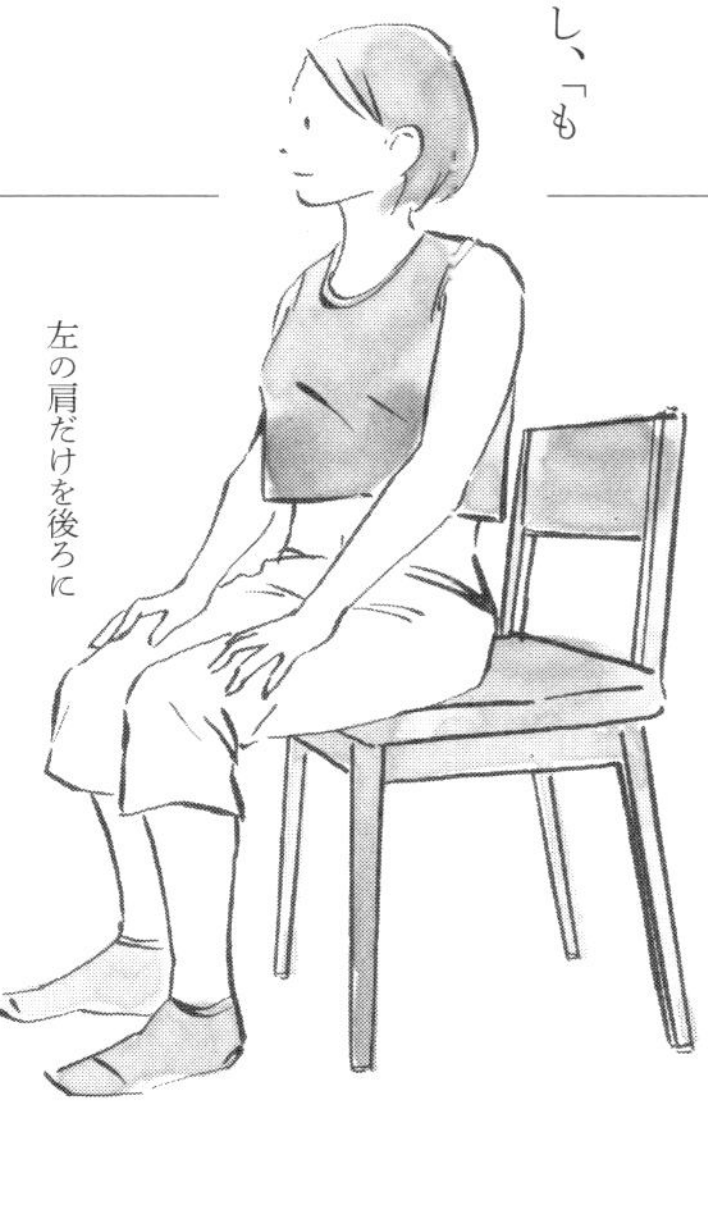
左の肩だけを後ろに

5

・「もとの姿勢」から、右の臀部《でんぶ》に軽く体重をかける。
・左の腰を前にスライドさせ、戻す。
・このとき、足は動かさない。ひざと腰が前に動き、背中の下のほうが弓なりになる。
・4～5回やさしく動かし、休む。
・イスの座面と接しているお尻の感覚を、左右で比べる。

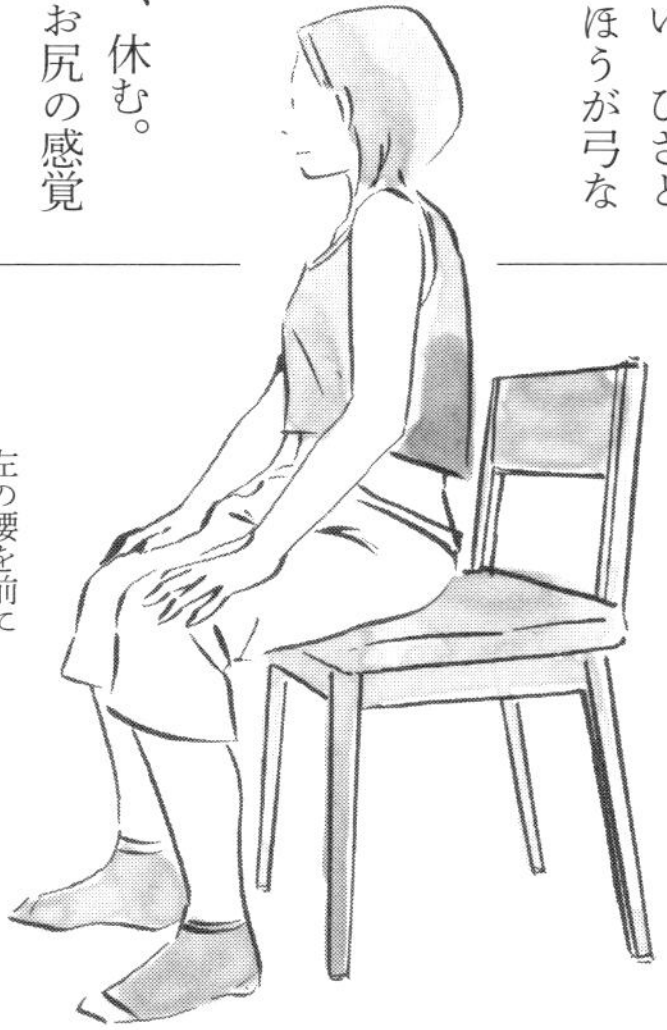

左の腰を前に
（体重は右の臀部に）

6

・右の臀部に体重をかけ、今度は、左腰を後ろに動かし、戻す。
・4～5回行なう。背中と背骨全体がどうなるかに気づいているようにする。
・休む。

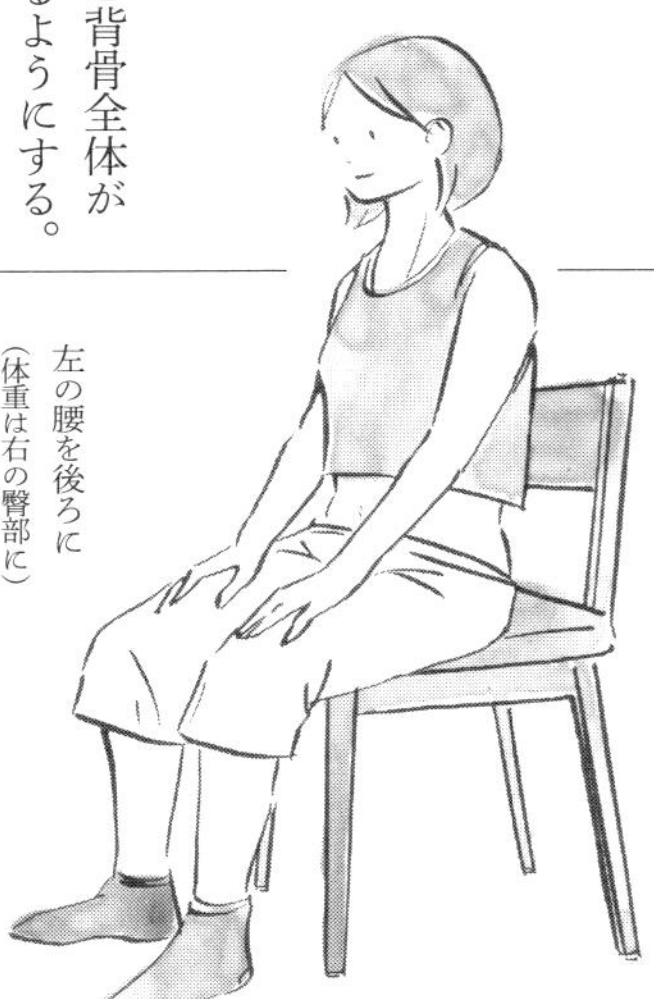

左の腰を後ろに
（体重は右の臀部に）

7

・左肩と左腰を同時に前に動かし、戻す。
・つぎに、同時に後ろに動かし、戻す。このとき、身体全体の動きに気づいていること。
・4～5回行ない、少し休む。

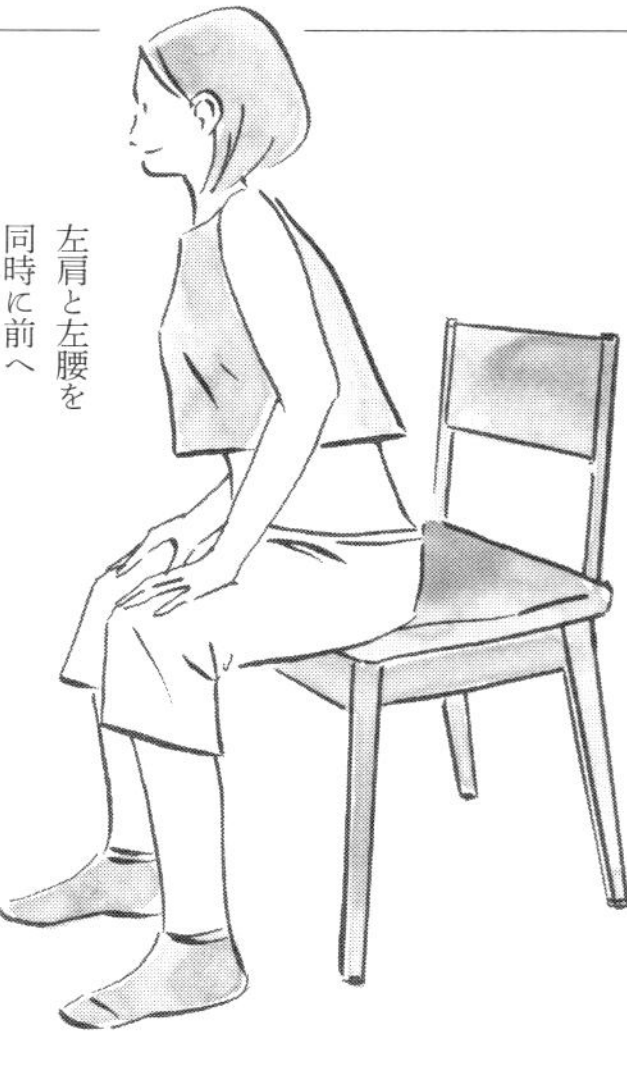

左肩と左腰を
同時に前へ

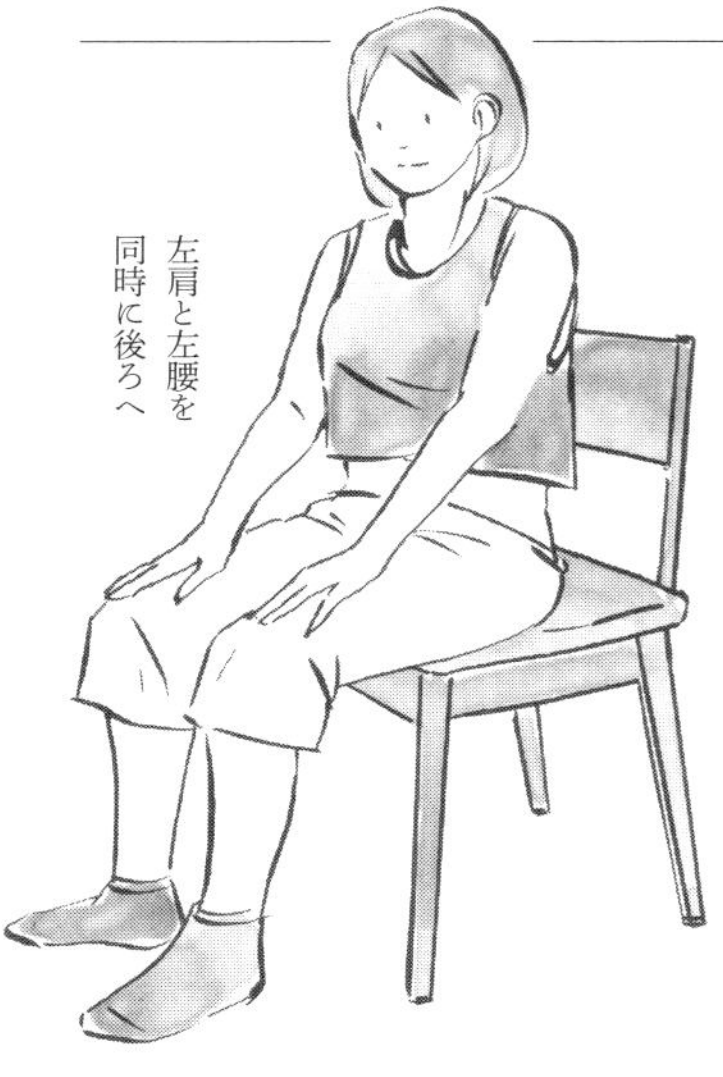

左肩と左腰を
同時に後ろへ

8

・今度は、肩と腰を反対方向に同時に動かす。
・まず、左肩を前に、左腰を後ろに、同時に動かす。

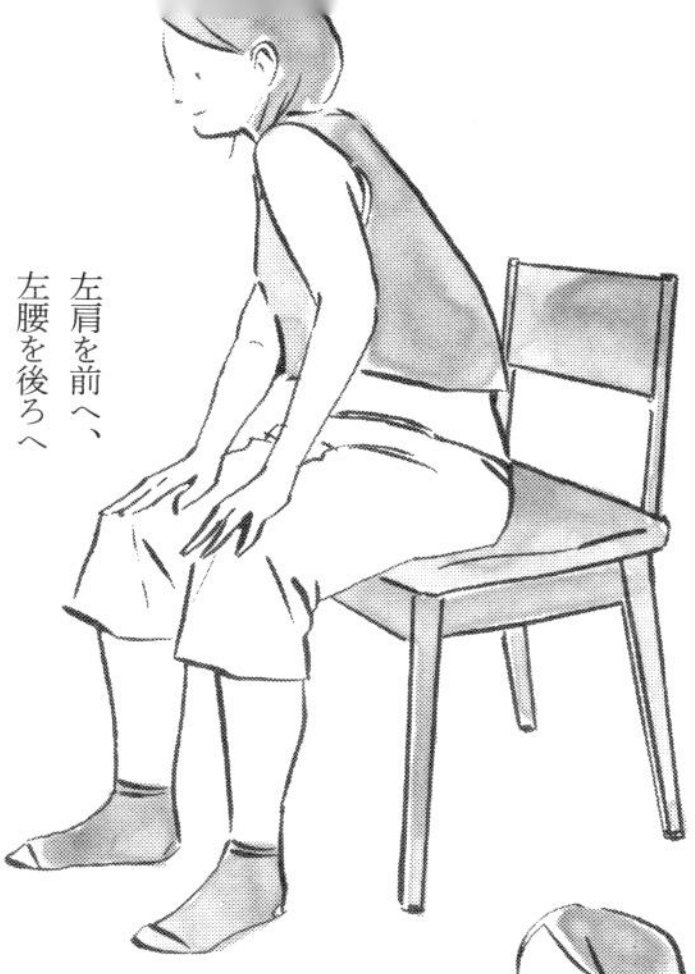

・つぎに、左肩を後ろに、左腰を前に、同時に動かす。

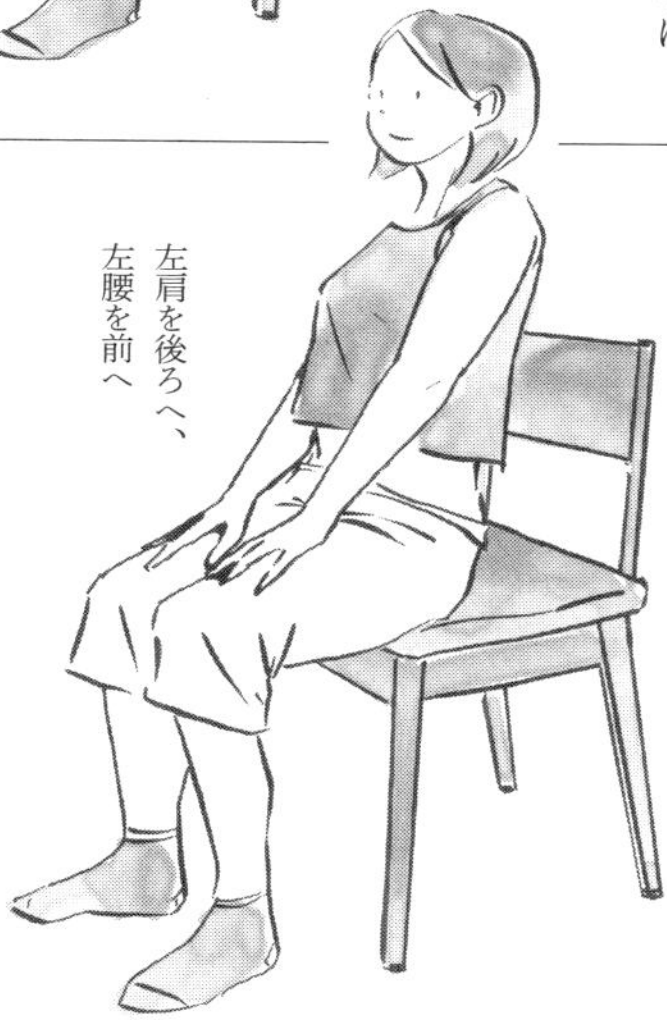

・気づいていないと、思ったとおりの動きをすることはできないだろう。3〜4回行なう。

9

・「もとの姿勢」で、左の肩の感覚に気づく。最初と比べ、肩が下がったと感じるか。楽になったか。左右の肩を比べる。
・左腕を天井に向けて上げる。前と違うか。楽に高く上がるか。
・右腕を上げ、比べる。

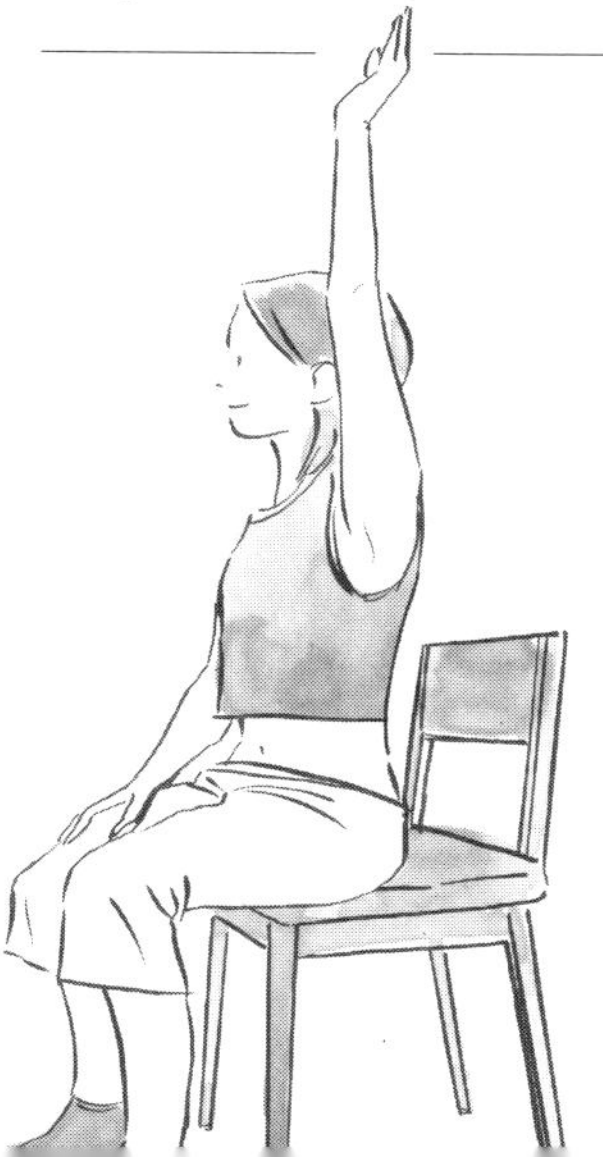

高揚感やいきいきした感覚と深く結びつく動きのレッスンを紹介しました。子どものころのようなのびやかさを感じられたでしょうか。

毎日の生活に気づきを

数学者のジェイコブ・ブロノフスキーは、かつて、テレビ番組でつぎのように述べました。

「成功する人をなによりも駆り立てるものは、自分の能力に対する喜びである。自分が取り組んでいることが大好きで、かつ上手にできるので、もっと上手になろうとする」。そのとき、気づきがあることはもちろんです。

友人のバリーが、出張帰りに体験した出来事を語ってくれました。ラスベガスのホテルから空港に向かうときのことです。ホテルの外に、タクシーを待つ列が三列できていました。そのうちの一列がとても速く流れていることに気づき、不思議に思って並んでみました。様子を観察すると、荷物を載せるのを手伝うホテルマンが、一人ひとりに短い言葉をかけていました。利用者はみんな気分がよくなり、気前よくチップを渡しています。十ドル、二十ドルを渡す人もいます。バリーが荷物を預ける番がきました。「おお、ついに私はブラッド・ピットに会うことができました！」

バリーがチップをはずんだのは、いうまでもありません。「私がブラッド・ピットでないことはあたりまえなのに、しばらく気分がよかったよ。このことを思い出すたびに、いい気分になるんだ」ということでした。このホテルマンは、気づきをもって働くことで仕事を面白くし、人生をいきいきさせ、まわりの人を幸せな気分にしていたのです。

人間には気づく力があります。なによりもまず必要なのは、「気づくことを選択すること」です。自分を観察し、気づきを生かすとき、新しい何かをよりよい方法で創りだすチャンスが開けます。気づきは自由の源泉です。

気づきの力は、使えば使うほど発達し、脳の働きに統合され、強化されます。気づきによって、生活はより豊かに、多彩になり、求めていた活力をとりもどすことができます。

セルフチェック

スコア
まったくない――1点
ときどきある――3点
よくある――5点

スコアの合計
24〜35点――高い
15〜23点――普通
1〜14点――低い

Q

自分を観察し、気づき《アウェアネス》を選択していますか？

1 自分とまわりの人の気づきの価値を理解している。
2 気づきが人生に、どれほどのインパクトを与えるかに気づいている。
3 高いレベルの気づきをもちあわせる人からインスピレーションを受ける。
4 課題に直面したときは、自分の内と外で何が起きているかに気づく。
5 自分の言葉と声のトーンが、周囲に与えるインパクトに気づいている。
6 身体を緊張させる動きにすぐに気づき、新しい動き方を試す。
7 自分の声や動きが自動モードになることをわかろうと努め、そうなっているときは、すぐに気づくことができる。

7つのうち、もっとも点数が低かった項目について、どのようにすれば改善できるかを考えてみてください。設問そのものもヒントになります。

エピローグ

Move into Life

人生に動きを

イモムシに、いずれ蝶になることをうかがわせるものなど何ひとつない。

――バックミンスター・フラー

これまでみてきたように、活力が失われるのは、ストレスのためでも不調や加齢のためでもありません。それは、習慣や思い込み、あるいはさまざまな制限の結果であり、変えることができるものです。あなたが何歳でも、どんな状況にあっても、活力は手の届くところにあります。

ここまでお読みいただいたなら、ニューロ・ムーブメントと「9つの大事なこと《エッセンス》」の核心が、違いを生みだしていくプロセスにあるということにお気づきの方もいるでしょう。細胞は枝分かれしながら変化をとげ、特化した機能を果たすようになります。脳の神経細胞はシナプス（接合部）をつくり、神経回路をつなぎ、新しい働きをするパターンを生みだします。このような差異化・分化（differentiation）は生命の基礎的なプロセスです。これは、ひとつから多くへ、単純から複雑へ、同一から唯一へと発展することです。このプロセスがもっとも活発なのは生まれてからの数年間ですが、「9つの大事なこと《エッセンス》」は、これをふたたび目覚めさせ、人生に活力を与えつづけてくれるものです。

科学者は、被験動物の脳のなかで分化が進む過程を観察しています。新しいスキルを習得したり、すでにあるスキルを向上させるとき、そのスキルにかかわる脳の地図は大きくなります。これと同時に、一つひとつの細胞がより小さな部分を担うようになるため、細かい動きが可能になります。たとえば、あなたがピアノを練習するなら、脳のより多くの神経細胞とシナプスが指の動きと結びつきます。この指の動きが洗練されるということが、分化が起こるということです。

リソースを増やすと、選択肢は激増する

ヘブライ語に「シクルル（shichlul）」という言葉があります。「複雑さを増すことで向上し、洗練されること」という意味です。「9つの大事なこと《エッセンス》」を通じてシクルルが実現すると、人生の経験はよりシンプルで、楽で、喜ばしいものになります。シクルルは、不可能を可能に、可能なことをより快適に、快適なことをよりエレガントにします（原注――モーシェ・フェルデンクライスが人間の進歩のプロセスについて語った言葉）。

私はセミナーなどで、活力と差異化、複雑さの関係を説明するとき、ホワイトボードにアヒルの輪郭を描きます。そして、パズルのピースのように四つか五つ、大きめの不規則な形を描き、参加者にこのパーツを使ってアヒルの形をつくるようにいいます。すると、参加者はすぐに、不可能だと気づきます。パーツが大きすぎるうえ、輪郭にあわないからです。

つぎに、小さな丸や三角、四角、不規則な形、点などをたくさん描き、これらのパーツを好

きなだけ使ってアヒルをつくるようにいうと、だれもが、これだと簡単だと気づきます。小さなパーツをアヒルの輪郭線の中に詰めこめばできます。さらには、この同じパーツを使って、ネズミや車、猫、人、あるいは全風景の絵をつくることもできます。このたとえは、脳がより細かい違いを知り、それによって働きを豊かにしていくプロセスを視覚化したものです。

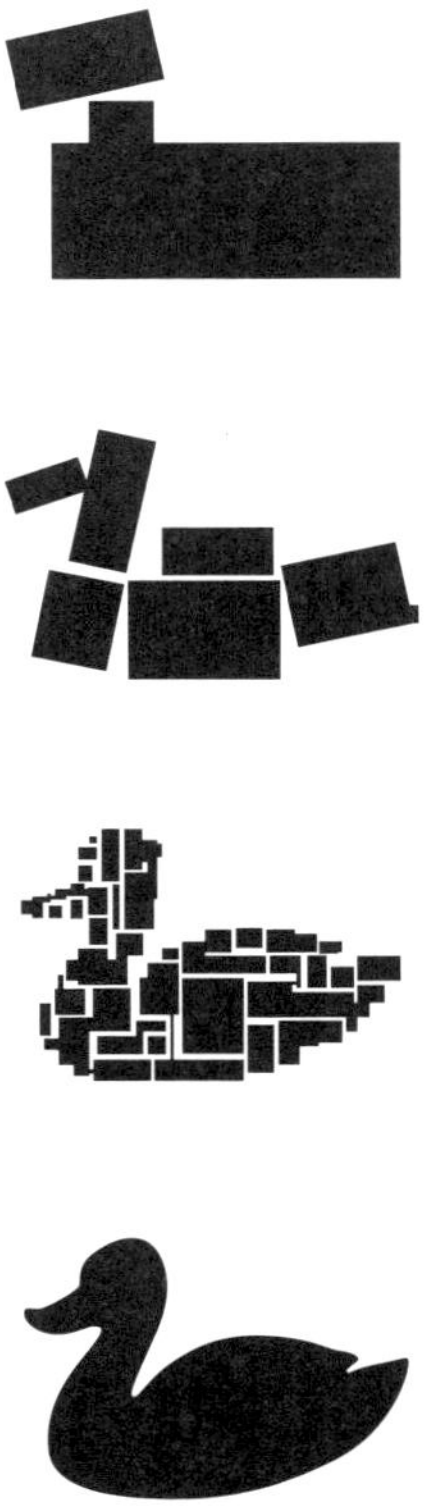

脳のなかに、四つか五つの大きなパズルのピースしかないと想像してみてください。利用できるリソースが数個しかなければ、脳の働きはひどく制限され、とても限られた経験しかできないはずです。ひんぱんに行きづまりを感じ、能力のなさにイライラし、自分を人生の主人公ではなく、この世の犠牲者のように感じるかもしれません。そもそも、リソースが極端に足りなければ、外の世界を理解することすら困難で、エネルギーも活力も涸れたように感じることでしょう。

では、より洗練された大量のリソースが手に入るとき、人生がどう変わるかを考えてみましょう。少し計算をしてみるだけでも、私たちの可能性、つまり選択肢の数と活動の自由が急激に増えることがわかります。持ちあわせるすべての要素の順序を入れ替えて利用するだけでも、可能性は増大します。

Aというパーツしかなければ、そのリソースは一通りだけですが、AとBという二つのパーツがあれば、可能性はABとBAの二通り。そこにもう一つリソースが加わると、可能性は1×2×3で、六通り。さらにもう一つ加われば、1×2×3×4で、二四通り。さらにもう一つだと、1×2×3×4×5で、一二〇通り。六つなら七二〇通りの可能性になります。七つなら五〇四〇通り。最初のリソースに九つリソースが加わると、選択肢は三六二万八八〇〇通りにもなります！

これらの要素を好きな数だけ組み合わせ、違った順序にすれば、さらに多様な可能性が広がります。脳に可能性の選択肢が増えれば増えるほど、人生を豊かに生きる自由が広がります。これが、「9つの大事なこと《エッセンス》」の意味することなのです。

洗練の源はどこにでも

私たちはたえず向上し、進化し、人としてあるべき姿に近づいていくことができます。イスラエルの人びとの伝統では、シクルルとは、人としてもっとも崇高で、精神的に満たされた、頂点の美と表現される次元に到達するための方法です。

世界的なバイオリンニストのイツァーク・パールマンが奏でる音色は、聴く人の心を揺さぶり、ときに恍惚の世界にまで運んでくれます。パールマンはあまりにも美しい音楽をいとも簡単に弾きこなすので、私たちは、彼が感じている世界をそのまま体験しているように思うのです。それこそがシクルルの真髄です。彼の脳は、長年の経験をもとに組織された複雑な動きをつくりだし、発明、向上、洗練、そして複雑さをもたらしつづける彼なりの「9つの大事なこと《エッセンス》」の探究をやめることがありません。

もちろん、パールマンを目指しなさい、というのではありません。活力とは、私たちがどんな職業につくか、何をするかではなく、「どのようにするか」によって左右されるものです。「9つの大事なこと《エッセンス》」をとりいれると、自動モードでできると思われる平凡な活動さえもが、複雑さと洗練度を高め、シクルルをもたらすものへと変わります。

これは私のレッスンに参加していたある男性の話です。ガチャガチャと大きな音を立てながら雑に食器を洗っていたことを妻に指摘され、彼は自動モードでこなしていたことに気づきます。そこで、「9つの大事なこと《エッセンス》」をとりいれると、泡立った水の感触や温かさに気づくようになり、経験を楽しむことさえでき、力をぬいておこなう動作の一つひとつが洗練されていきました。すると、本業の自動車修理の腕までが新しい次元に引き上げられ、かつて味わった仕事の興奮がよみがえってきたのです。

「いま・ここ」とダンスをするように

あらゆる宗教や信仰には、人は神の姿の表れであるとか、別の表現をするなら、人は高次元の秩序において生まれたという概念があると思います。この真偽を科学的に証明することはできないかもしれませんが、私がこれまでにみてきた数千の奇跡をふり返ってみると、脳の創造力と、人間の生みだす果てしなく独創的な表現が、この真実を示しているように思います。私たちは創造するようにつくられており、創造する力によって、成長し、個人の能力を開花させ、喜びとエネルギー、そして活力を味わうことができるのです。

人が神と共通する属性をもつということは、私たちには与えられたものを活用し、人生を日々、よりよく、より豊かに、より活力に満ちて生きることを求めていく責任があることを暗示しています。人生は、つねに混沌や空虚さから秩序と豊かさへの移行という曲線を描きます。そこには目指すべき完璧さというものはなく、活力・成功・満足感を得るためにとるべき正しい方法というスタンダードもありません。そうではなく、私たちの挑戦は、絶えまない探究というプロセスの中にあります。

自分自身を進行中の偉大な芸術作品として、あるいは、生涯を通じて起こりつづける無限の奇跡だと考えてください。「いま」とダンスをするように、瞬間、瞬間を、好奇心とときめきをもっていきいきと過ごしてください。ニューロ・ムーブメントと「9つの大事なこと《エッセンス》」によって、みなさんの人生が活力に満ちあふれたものになると確信しています。

「9つの大事なこと《エッセンス》」にひととおり取り組んだら、日常生活で複数の大事なことを実践していきましょう。できるかぎりたくさんの領域でとりいれるチャンスを探します。活力を高めたいとき、行きづまったとき、限界を感じたとき、退屈なとき、あるいは痛みを感じたときにも、試してみてください。そして、さまざまな方法で応用できるということがわかったら、ためらうことなく、自分がいいと思う方法でとりいれてください。

アナット・バニエルの実践の素晴らしさは、すでに多くの科学者や医師から高い評価を得ていますが、私がアナット・バニエル・メソッドに確信をもったのは、本書の「エッセンス8」を試した瞬間です。「なにこれ?」と思わず身震いをしました。そして、さっそく友人・知人に、本書のイメージトレーニングを試してもらいました。

最初は軽く腕を後ろに回してもらいます。つぎに身体を動かさずに、腕、胸、腰の骨の動きを想像してもらいました(動きの詳細は本書に!)。そのあとで、実際に腕を動かすと「え! どうして?」「あっ!」と、だれもが身体の反応にびっくりします。イメージトレーニングによって、〝脳が身体の使い方を学んだ〟としか思えないことが起こります。腕を楽に回せるようになる人が続出しました。

さらに、本書の「動きのレッスン」をすべて実践してみました。「エッセンス6」では指を軽く動かすレッスンが紹介されています。みなさんは、このレッスンでなぜ〝熱狂〟できるのか、と思われるでしょう。右手の小指だけを立てる動きのレッスンで、なぜか中指もいっしょに立ってしまう友人がいました。ピーンと中指がまっすぐに立って、力がぬけない様子でした。すると、じつは薬指がばね指のために、折り曲げるともとに戻らないというのです。中指の力がぬけないことが関係しているのかもしれないと推察し、中指を左手で押さえてイラストの形になるようにして軽く動かしてみました。この動きを、〝ゆっくりと動きに注意を向けて〟何回か行なうと、中指が立たなくなりました。すると、長年悩まされていたばね指の症状が軽くなり、一週間ほどレッスンを続けると、ばね指の症状はほぼなくなったということです。

〝熱狂〟が冷めない私は、「首まわりが固まってしまう」「腕が上がりにくい」「腰が固まってつらい」と、身体の不調を訴える友人にバニエルのレッスンを広めています。

就職活動に苦戦していた大学生は、日々の疲れがひどく、面接で緊張してしまうことに悩んでいましたが、このメソッドを実践し、身体の力をぬくコツがわかり、視線の動かし方も変わってきました。長年パソコンでデザインの仕事をしていた男性は、六十歳を目前にして、左脳が委縮し、医師からなす術がないと言われていました。頭痛と首の痛み、漢字が読めない、ものの名称を思い出せない苦悩、痛みの原因がわからない苛立ち。私の知人である彼の妻は、本書のレッスンに取り組むことを夫に提案しました。男性は、最初のレッスンで「首が楽に動かせるようになった」と身体の変化を実感し、痛みが軽減されたことを喜びました。同じ姿勢を続けることで身体が固まってしまうことを理解し、家でもレッスンに取り組み、もう一度漢字を覚えなおそう、と意欲をとりもどしつつあります。

私にバニエルの著作を紹介してくれた探究心旺盛な共訳者の伊藤さんも、編集者である太郎次郎社エディタスの北山さんも、レッスンを実践するたびに「右手が長くなったと感じる！」「首が後ろまで楽に回る！」と身体の反応に驚き、私たちはこのレッスン書を日本語で紹介することにしました。

バニエルの実践はわかりやすく、まさに「動く」ことで「脳が変わる」こと、イメージをするという脳の力を実感していただけると思います。私自身は、すべてのレッスンの動きをイメージするだけでも、実際に動かしたときと同じ効果を感じることができました。その理由をバニエルは、科学のエビデンスを紹介していねいに説明しています。みなさんも、動きを習得したら、つぎはイメージでレッスンを試してみてください。

〝脳は変えることができる〟といわれて久しいのですが、実践方法をこれほど具体的に教えてくれた人はいなかったかもしれません。一流のアスリートが、試合前に行なっているイメージトレーニングはこれだったのか！　と溜飲が下がるおもいです。

近年、脳科学の研究と技術の進歩はめざましく、アメリカでは、光遺伝学の技術を用いてニューロンを強制発現させ、その後、抑制させることができるという研究が注目されています。脳を科学技術の力で操作するとき、そこに「人格」という視点が考慮されるのでしょうか。

バニエルのレッスンには「副作用」の心配がありません。ストレッチではないので、運動が苦手な人でも取り組めます。痛みのために動かすことができなければ、イメージのなかだけでレッスンを試してください。実際に動くときには、イラストと同じようなポーズができなくても無理をしないでください。動きは、あくまでもゆっくりとやさしく、痛みを感じることはやらない、疲れたら休む、そして、身体におこる小さな変化を感じとり、喜ぶことが脳の活性化をうながします。

翻訳作業に際し、著者の許可をいただき、以下の点を工夫しました。

・参考文献は太郎次郎社エディタスのウェブサイトに記載することにしました（本書の紹介ページからご覧になれます）。

・現時点で科学の裏づけが確認できない記述は削除しました。
・日本にはなじみのない引用や重複する内容を刈りこんで抄訳した箇所があります。原文のエッセンスを損なうことがないように配慮しました。

バニエルはフェルデンクライス博士の教えを継承しています。身体のレッスンをより深めたい方には『フェルデンクライス身体訓練法』（M・フェルデンクライス著、大和書房）が参考になると思います。特別な支援が必要なお子さんには、本書と同時刊行の『限界を超える子どもたち』（アナット・バニエル著、太郎次郎社エディタス）をお勧めします。日本では、障害児・障害者という言葉が使われていますが、バニエルは「特別な支援が必要」（special needs）という表現をしています。人生百年の時代を迎え、人は、みなそれぞれの段階で必要とされる特別な支援があるのではないでしょうか。

身体の動き、感情の動きをとおして脳を変えていくための支援に、本書を活用していただけると幸いです。なお、翻訳・抄訳の責任は最終確認をした瀬戸にあります。

瀬戸典子

二〇一八年　冬季オリンピックに熱狂した年に

著者

アナット・バニエル Anat Baniel

米国在住。科学者の父と芸術家の母のもと、イスラエルで育つ。大学では統計学を専攻。人間の脳への関心から、身体運動の意識化を探究したM・フェルデンクライス博士（1904～1984）に師事。幅広い年齢・職業の大人たち、スペシャル・ニーズの子どもたちへの長年の取り組みから、科学にもとづくメソッドを発展させ、ニューロ・ムーブメントを提唱。人びとが痛みや限界を超え、新しい次元のパフォーマンスに到達するための取り組みを展開している。現在、カリフォルニア州マリン郡のアナット・バニエル・メソッド・センターを運営。後進のプラクティショナーの育成に励み、レッスンを希望する人びとを世界中から受け入れている。www.anatbanielmethod.com

訳者

瀬戸典子（せと・のりこ）

1960年生まれ。東京女子大学文理学部卒業。企業勤務を経て学習塾経営。翻訳家として音楽・科学・歴史・ビジネス分野での翻訳多数。英語や小論文指導に加え、特別支援のレッスン、能力開発に取り組んでいる。

訳者

伊藤夏子（いとう・なつこ）

1972年生まれ。国際基督教大学卒業。学習塾講師、報道番組制作を経てドキュメンタリー番組リサーチャー。15年にわたり英語文献の調査・翻訳に携わる。2016年～17年、福祉施設に勤務し、アナット・バニエルを知る。

動きが脳を変える

活力と変化を生みだす

ニューロ・ムーブメント

2018年8月10日　初版発行

2018年10月20日　第2刷発行

著者 —— アナット・バニエル

訳者 —— 瀬戸典子・伊藤夏子

イラスト —— 北原明日香

デザイン —— 芝 晶子（文京図案室）

発行所 —— 株式会社太郎次郎社エディタス

東京都文京区本郷3-4-3-8階

〒113-0033

tel 03-3815-0605　fax 03-3815-0698

http://www.tarojiro.co.jp/

tarojiro@tarojiro.co.jp

印刷・製本 —— 三松堂株式会社

定価はカバーに表示してあります

ISBN978-4-8118-0831-4 C0077